Beltz Taschenbuch 846

Über dieses Buch:

Eltern tragen hinsichtlich des Eßverhaltens ihrer Kinder eine besondere Verantwortung. Denn wie die Kinder essen lernen, so werden sie mit großer Wahrscheinlichkeit ihr ganzes Leben lang essen. Im Kindes- und Jugendalter verfestigen sich Verhaltensmuster, später wird bestenfalls eine neue Speise ausprobiert, doch die Einstellungen und Grundmuster werden in den ersten Lebensjahren geprägt.
Der Ernährungsspezialist Volker Pudel unternimmt in seinem Buch eine unterhaltsame Exkursion in den Kosmos kindgerechter Ernährung, ohne dabei die brisanten Themen „Fast Food" und Süßigkeiten oder auch die mannigfaltigen Eßprobleme von Kindern, Jugendlichen und Erwachsenen(!) auszusparen. Statt starrer Regeln fordert er für die Ernährung flexible Grenzen – entscheidend für die vollwertige Ernährung von Kindern, Jugendlichen und Erwachsenen seien vor allem Kombination und Menge der konsumierten Lebensmittel.
Am Ende des Buches können Eltern zusammen mit Kindern anhand von über 60 Nährstoffschlüsseln vom BigMac bis zum Vollkornbrot gemeinsam den Nährwertgehalt einzelner Lebensmittel überprüfen und sich nach ihren Geschmacksvorlieben eine ausgewogene Mahlzeit zusammenstellen.

Volker Pudel

# So macht Essen Spaß!

## Ein Ratgeber für die Ernährungserziehung von Kindern

Mit Illustrationen
von Jutta Bauer

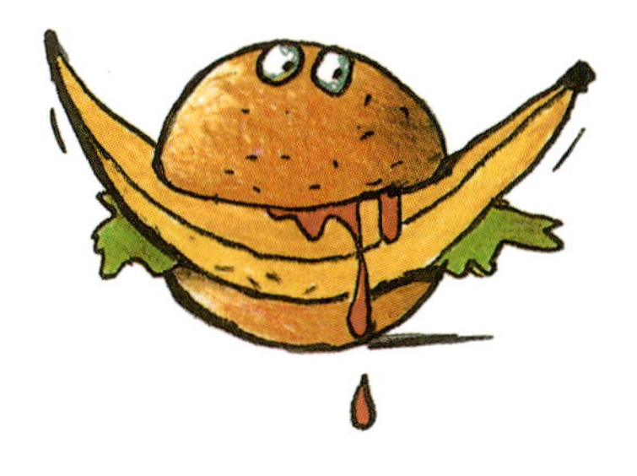

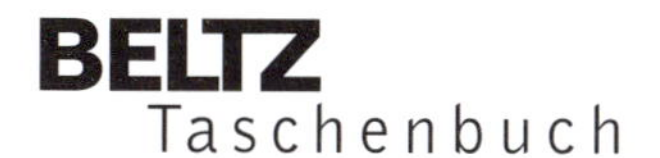

Besuchen Sie uns im Internet
www.beltz.de

Das Werk erschien erstmals 1995 unter dem Titel
Ketchup, BigMac, Gummibärchen
Essen im Schlaraffenland
im Quadriga Verlag, Weinheim



Beltz Taschenbuch 846

1 2 3 4 5 06 05 04 03 02


Umschlaggestaltung: Federico Luci, Köln
Umschlagillustration: Jutta Bauer, Hamburg
Satz: Mediapartner Satz und Repro GmbH, Hemsbach
Druck und Bindung: Druckhaus Beltz, Hemsbach
Printed in Germany

ISBN 3 407 22846 5

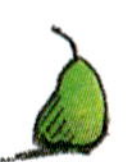

# Inhalt

## Vorwort



## I
## Das Kind i(s)ßt anders

## II
## Nahrung für das Kind

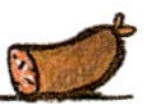

## III
## Der Schlüssel zum Durchblick



## IV
## Probleme mit dem Essen



## V
## Ausblick

**Der Autor:**

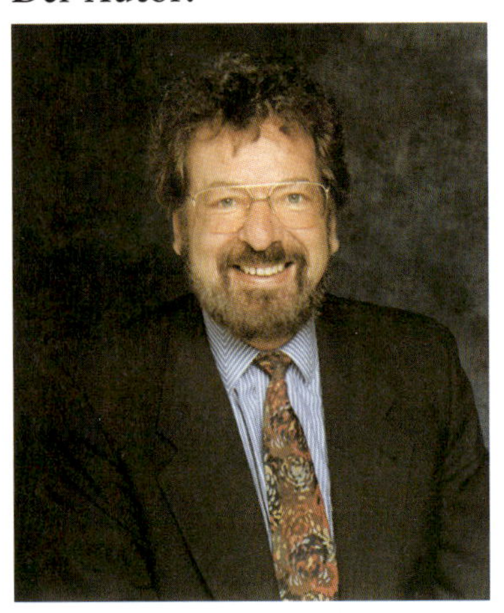

*Prof. Dr. Volker Pudel*, Jahrgang 1944, ist Psychologe und Leiter der Ernährungspsychologischen Forschungsstelle an der Universität Göttingen. Der Experte in Sachen Eßverhalten, jahrelang Präsident und Vizepräsident der Deutschen Gesellschaft für Ernährung (DGE), plädiert in seinen zahlreichen Veröffentlichungen und Auftritten in Funk und Fernsehen für eine ausgewogene Ernährung, die nicht auf Spaß und Eßgenuß verzichtet. Unter www.pudel.de treffen Sie ihn, und unter www.powerkids.de erfahren Sie mehr über sein Programm für übergewichtige Kinder.

## Hallo, liebe Mutter, lieber „Kollege Vater“, hallo Kids,

wer mag schon alles essen? Wer ißt schon so, wie er sich ernähren sollte? Darum immer wieder die gleichen Sätze: *„Das mag ich nicht“* oder *„Ich will aber Spaghetti“* oder *„Ihhh, das esse ich nicht“* oder *„Wo sind die Pommes?“*

Dieses Buch soll Eltern und ihren Kindern Lust machen, zusammen zu essen und zu trinken, aber nicht über Ernährung zu streiten. Patentrezepte freilich kann ich nicht bieten. Die Devise heißt: ausprobieren! Bevor Eltern nicht gemeinsam mit ihrem Kind einen BigMac konsumiert haben, können sie über die Hamburger einfach nicht mitreden. Ist der „Standard“ der Erwachsenen, den sie in ihrer Eßkultur für selbstverständlich halten, auch der richtige Pfad zur Eßtugend ihrer Kinder? Schließlich wird nicht umsonst die Ernährungsweise der deutschen Bevölkerung beklagt. Doch damit sind primär nicht die Kids, sondern vor allem wir, die Erwachsenen, gemeint.

Zunächst werden wir einen kleinen Streifzug durch die Psychologie von Essen und Trinken machen, um dann die Grundlagen einer zeitgemäßen, vollwertigen Ernährung zu besprechen. Aktuelle Fragen kommen dabei zur Sprache, denn schließlich braucht jeder einen Ernährungskompaß, um sich im überbordenden Angebot des Schlaraffenlandes der Supermärkte zurechtzufinden.

Nun denn, ich wünsche Müttern, Vätern und vor allem Euch Kids einen guten Leseappetit und viel Eßspaß am gemeinsamen Familientisch,

Ihr/Euer

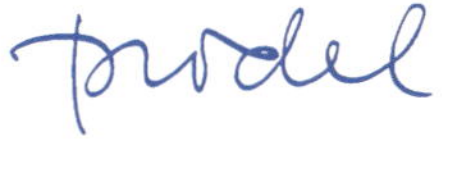

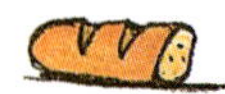



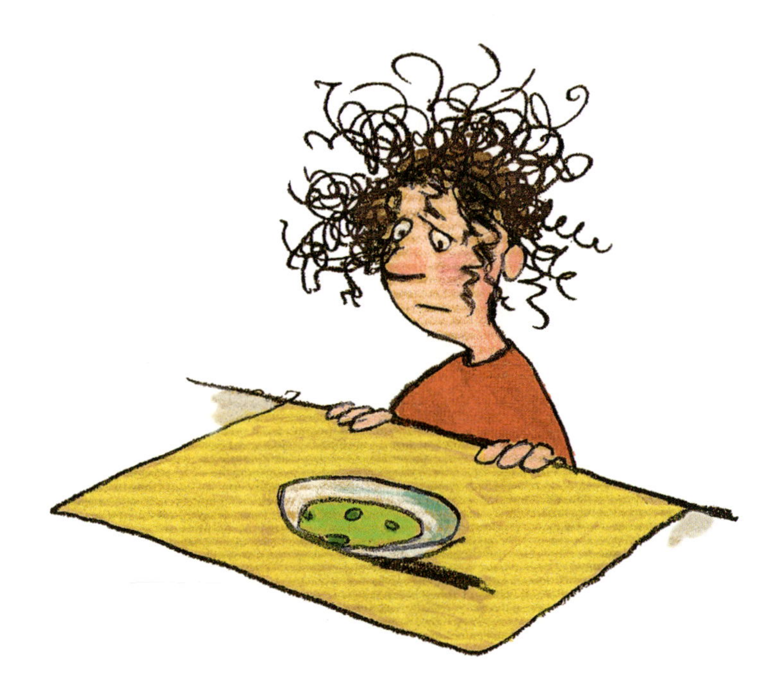

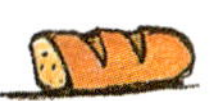

# I
# Das Kind i(s)ßt anders

Es gibt ein Gemüse, das gilt als Kinderschreck schlechthin: Spinat. Die Story vom Spinat (mehr dazu im Kasten) als wichtigste Eisenquelle ist zwar ein Jahrhundertwitz, aber ebensolange mußten viele Kindergenerationen unter diesem Irrwitz leiden. Woran mag es liegen, daß Kinder sich mit soviel Energie dem Spinat widersetzen? Liegt das am widerwärtigen Geschmack dieses grünen

### Die Eisenquelle als Tippfehler

Es ist wahrscheinlich das berühmteste Komma, das die Sekretärin von Professor Schmidt im letzten Jahrhundert an die falsche Stelle setzte. So schrieb sie, daß 100 Gramm Spinat 35,0 Milligramm Eisen habe, obschon 3,50 Milligramm zutreffend gewesen wäre. Damit war die Legende vom Eisenreichtum des Spinats geboren, und sie ist bis heute nicht aus der Welt. Die Amerikaner glaubten auch an das falsch plazierte Komma und legten riesige Spinat-Plantagen an, um bei chronischem Fleischmangel ihre Armee mit dem Eisen aus dem Spinat zu versorgen. Mr. Popeye, der berühmte Spinat-Lieferant, bekam gar ein Denkmal. Unter diesem Komma haben also seither Generationen gelitten.

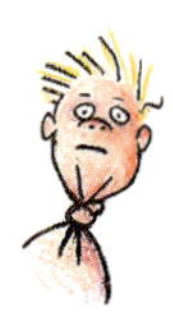



Breies? Oder haben Generationen von Müttern ihren Kindern den Spinat – wie man heute sagen würde – falsch verkauft? Oder gibt es gar eine angeborene Abneigung gegen dieses Gemüse? War erst der „Blubb“ die richtige Werbestrategie, Kindern den so schrecklichen Spinat schmackhaft zu machen? Wie kommt es überhaupt, daß Markus „auf Pommes steht“, während man Svenja „mit Pommes jagen kann“?

## Lernen beginnt am ersten Lebenstag

Beginnen wir doch am Anfang – da, wo Cola, Pommes, Bonbons, Spinat, Hummer und Vollkornbrot wirklich keine Bedeutung haben. Ein Baby wird geboren. Es ist „ganz der Vater“ oder „ganz die Mutter“. Es wird in rosa oder blaue Strampler gekleidet, oder auch gerade nicht, weil manche Eltern so einen „Quatsch in Rosa oder Blau“ nicht mitmachen. Aber auch diese Eltern denken darüber nach, in welcher Umwelt ihr Baby seine ersten Erfahrungen machen soll. Allen ist klar, daß jetzt, nachdem das Neugeborene auf die Welt gekommen ist, auch seine weltlichen Erfahrungen beginnen, die sein späteres Leben prägen werden. Psychologen sprechen ganz einfach davon, daß jetzt das „Lernen“ in der Auseinandersetzung mit der Umwelt beginnt. *Gelernt* ist also nicht nur das, was die Schule dem Kind sechs Jahre später beibringt, sondern zum Lernen führt jede Erfahrung, die das Kind von Geburt an macht.

So lernt ein Baby ganz schnell, daß sein Schreien die Mutter aktiviert. Wenn sie dann herbeieilt, das Kind aufnimmt, die nassen Windeln wechselt oder ihm die

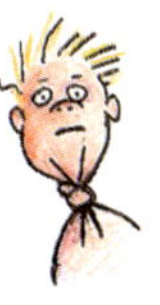

Brust bzw. die Flasche gibt – Hauptsache, es passiert etwas Angenehmes –, dann kommt auch das junge Gehirn sehr schnell auf die naheliegende Idee: *Ich muß schreien, dann wird's angenehm.* Das Baby hat gelernt! Zum Leidwesen mancher Mutter kann aus einem solchen Lernprozeß ein Aktivierungsprogramm werden, das die Mutter in Atem hält. Ohne es bewußt zu wissen, hat das Baby auch einen Lernvorgang für die Mutter in Gang gebracht, die jetzt merkt, daß sie selbst das beunruhigende oder unangenehme Schreien abstellen kann, wenn sie sich um ihr Kind kümmert.

## Konsequenzen beeinflussen Verhalten

Sie haben soeben ganz beiläufig ein fundamentales Prinzip der Lernpsychologie erfahren: Unser Verhalten (auch das des Neugeborenen) wird nachhaltig von den Ereignissen beeinflußt, die es auslöst. Es sind also die nachfolgenden Konsequenzen, die entscheiden, ob ein bestimmtes Verhalten immer wieder auftritt oder ob es verschwindet. Positive Konsequenzen stabilisieren Verhalten, negative Konsequenzen unterdrücken Verhalten. Das wissen erfahrene Eltern natürlich schon lange. Ist das Kind artig, wird es natürlich gelobt. Ist es unartig, wird es getadelt. Das sind die Hauptmittel der Erziehung, um das kindliche Verhalten in die Bahnen zu lenken, die wir Eltern uns wünschen.

Zurück zum Essen. Lernvorgänge spielen hier nämlich auch eine ausschlaggebende Rolle, ohne daß sie den Eltern so bewußt sind wie in anderen Lebensbereichen. Hilde Bruch, die weltberühmte Kinderpsychiaterin, die

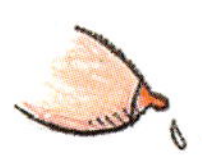



## Lernpsychologie – ganz kurz

Jeder weiß, daß Erfahrungen darüber bestimmen, ob Menschen sich weiterhin so verhalten oder aber ihr Verhalten ändern. Grundsätzlich gilt, daß positive Konsequenzen dazu führen, daß das Verhalten stabilisiert wird. Negative Konsequenzen sorgen dafür, daß dieses Verhalten seltener wird oder gar ganz verschwindet. Entscheidend dabei ist jedoch, daß diese Konsequenzen möglichst schnell auf das Verhalten hin erfolgen. Je dichter Verhalten und seine Konsequenzen aufeinandertreffen, umso nachhaltiger wirken die Konsequenzen auf das Verhalten zurück. Der angenehme Geschmack zum Beispiel ist sehr eng an das Eßverhalten gekoppelt. Daher ist der gute Geschmack auch ein so starkes Motiv. Wenn Sie Ihrem Kind damit drohen, „daß es bald Karies bekommt", weil es Süßigkeiten nascht, dann liegen diese unangenehmen Karieskonsequenzen so weit entfernt, daß sie kaum das Verhalten beeinflussen. Das ist bei Erwachsenen aber auch so. Wegen der Todesstatistik, die ernährungsabhängige Krankheiten an erster Stelle ausweist, ißt kaum jemand anders. Das Geschmackserlebnis beeinflußt das Eßverhalten stärker, weil es unmittelbar folgt.

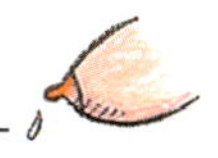

aus Deutschland emigrierte und dann jahrzehntelang in Amerika das kindliche Eßverhalten und Eßstörungen erforschte, hat es auf den Punkt gebracht: „Wer im wahrsten Sinne des Wortes sein Kind ‚abspeist', darf sich nicht wundern, wenn es zu Eßstörungen und auch zu Übergewicht kommt." Der Kummerspeck der Erwachsenen kann seinen Ursprung im Babyalter haben. Lernvorgänge stecken dahinter. Und im Grunde ist das alles ganz einfach nachzuvollziehen.

## Babys erziehen ihre Mütter

Nina, drei Wochen alt, ist gerade abgestillt. Ihre Mutter ist vorsichtig, will alles richtig machen. Sie ist besorgt und leidet unter einem schlechten Gewissen, da sie nicht weiter stillen konnte. „Hoffentlich bekommt meine Tochter genug Nahrung. Ob sie auch gut gedeiht?" Nina ist ein kleines Mädchen, das sich häufig „meldet". Ihre Mutter hat (siehe oben, gut gelernt!) immer eine Flasche in Griffbereitschaft. Sobald der erste Schrei aus dem Kinderzimmer schallt, setzt sich die Mutter mit der Flasche in Bewegung, nimmt ihre Tochter auf den Arm, gibt ihr die Flasche. Nina beruhigt sich augenblicklich und strahlt selig-glücklich aus ihren Kulleraugen, sobald sie den Sauger im Mund verspürt.

Nahrung, so wußte Hilde Bruch zu berichten, ist immer eine Belohnung. Nahrungsaufnahme beruhigt, was auch Fluggesellschaften wissen, die Ihnen zum Start ein Bonbon anbieten. Der Grund für das Schreien von Nina war in diesem Falle aber nicht Hunger, sondern sie

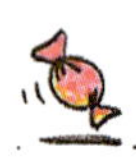



lag naß. Manche Mütter können, so hat Professorin Bruch festgestellt, zwischen „Hungerschrei“ und anderem „Hilfeschrei“ ihrer Kinder nicht unterscheiden! Was aber passiert jetzt mit Nina, wenn sie immer, ganz gleich aus welchem Anlaß sie „ihre Mutter ruft“, mit der Flasche „abgespeist“ wird?
Es wird ein Lernprozeß in Gang gesetzt. Mißmut, Hunger, Naßliegen, kurzum, alle Unbehaglichkeiten in der Erlebenswelt von Nina werden – nach dem Signalschrei an die Mutter – mit der Flasche, also mit der beruhigenden Nahrungsaufnahme verkoppelt. So „verlernt“ der noch so junge Organismus, zwischen den verschiedenen Mißempfindungen zu unterscheiden. Jedes Unbehagen drängt danach über kurz oder lang zur Nahrungsaufnahme. Wird Nina dann älter und stolpert sich ein blutiges Knie, dann greift in ihr das alte Lernprogramm: *Schmerz, ich muß etwas essen.* Streß, Belastungen, Langeweile, Ärger – alle unliebsamen Empfindungen werden später mit dem Lernprogramm „Essen“ bearbeitet. Wer ißt, ohne daß sein Körper wirklich Bedarf an Kalorien hat, läuft rasch Gefahr, seine Fettreserven zu vermehren, die die Natur für Notzeiten vorgesehen hat. Doch im Schlaraffenland der vollen Supermärkte gibt es diese Not kaum mehr. Dafür entsteht die Last des Übergewichts!

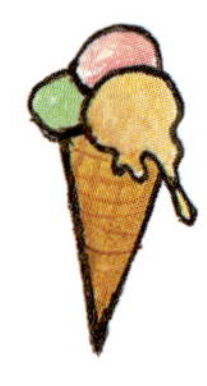

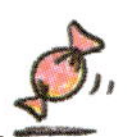

## Essen ist kein Trostpflaster

Süßigkeiten eignen sich zwar besonders gut als „Trostpflaster", weil sie schnell „wirken". Doch mit solchen süßen Trostpflastern bahnt sich für das Kind ein unter Umständen lebenslanges Risiko an, das sich später sehr augenscheinlich als Kummerspeck realisieren kann. 30 % der Erwachsenen verspüren in Streßsituationen ein gesteigertes Bedürfnis nach Nahrung. Dieses Verhalten ist gelernt. Das biologische Programm macht in Streßsituationen eher appetitlos, was bei Tieren gut zu beobachten ist. Wenn eine Antilope durch den Anblick eines Löwen gestreßt wird, dann denkt sie nicht an Nahrung. Es wäre auch ihr letzter Gedanke gewesen. Es ist also völlig normal und unauffällig, wenn Kinder bei Aufregung, Trauer oder Langeweile (auch Streß!) appetitlos sind.

## Orientierung im Schlaraffenland des Supermarktes

Von Anfang an also ist das Eßverhalten von Umwelteinflüssen geprägt. Was bei dem Beispiel mit der Flasche noch einfach nachzuvollziehen war, gestaltet sich im späteren Leben immer komplizierter. Das Speisenangebot entwickelt sich von der Einheitsflasche zur verwirrenden Vielfalt des Lebensmittelangebotes und der

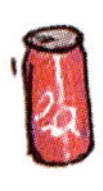



schnellen bunten Bilder der Fernsehwerbung für Riegel, Cola und Gummibärchen. Die biologische Aufgabe der Nahrungsaufnahme, nämlich das Sattwerden und die Versorgung des Organismus mit lebenswichtigen Nährstoffen – beim Kleinkind noch deutlich im Vordergrund und einzige, starke Triebfeder für das Essen –, rückt in den Hintergrund. Gelegenheiten, Angebote und Situationen bestimmen immer mehr, wann, was und wie gegessen wird.

Der Hunger wird zum „seltenen Ereignis“, das Menschen zu Messer und Gabel greifen läßt. Der Spinat ist nur ein Beispiel, der zu Kämpfen am Eßtisch führt. Die Süßigkeiten vor der Supermarktkasse (natürlich in Augenhöhe der Sechsjährigen) sind ein weiteres Beispiel für manche Träne von schreienden Kindern und manche Peinlichkeit, die ihre Mütter erleben. Der Magerquark schließlich, den die 12jährige Tochter nur noch ißt (und sonst gar nichts), um superschlank zu bleiben, ist ein Beispiel für Eßprobleme, wenn Schwierigkeiten der Pubertät bei Tisch ausgetragen werden.

Essen will – in der Tat – gelernt sein. Die Abneigung gegen Spinat ist „hausgemacht“ und nicht angeboren. Die Vorliebe von uns Erwachsenen für Hummer ebenso, denn als Kind hätten wir niemals freiwillig ein Stück Hummer hinuntergewürgt. Lassen Sie uns also überlegen, wie wir essen gelernt haben. An eigener Erfahrung läßt sich leichter ermessen, was wir unseren Kindern zumuten.

Eigentlich brauchen Kinder das Essen überhaupt nicht zu lernen. Es gibt ein berühmtes Experiment, das zeigt, wie gut die natürliche, also die biologische Regulation von Hunger und Sättigung funktioniert. Sogar die

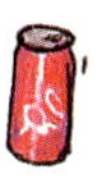

ernährungsphysiologisch günstige Auswahl können Kinder spontan treffen. Wenn man sie nur wählen ließe! Die Lernvorgänge, denen jedes Kind in unserer Kultur ausgesetzt ist, können daher auch als Störfaktoren interpretiert werden, die unter Umständen gegen die biologische Steuerung antreten. Aus diesem Gunde ist es eher besser, gelassener auf das Eßverhalten einzuwirken.

Die biologische Regulation sollte ihre Chance behalten. So wie in dem Experiment von Frau Professor Clara Davis.

## Earl, Donald und Abraham

Am 27. Januar 1926 begann für Earl H., den neun Monate alten Sohn einer schlanken, unterernährten Mutter, im Mt. Sinai Hospital in Cleveland ein sechsmonatiges, sicher einmaliges Experiment. DR. CLARA DAVIS beobachtete, wie sich Earl und noch zwei weitere Babys, Donald R. und Abraham G., ihr Essen zusammenstellen, wenn sie *freie Auswahl* haben. Abraham G. mußte sich sogar 12 Monate lang seine Speisen selbst aussuchen. Angeboten wurde ihnen eine große Auswahl an tierischen und pflanzlichen Produkten, die frisch zubereitet waren, wie z.B. Milch, Äpfel, Bananen, Orangensaft, Ananasstückchen, Salat, Karotten, Erbsen, Getreide, gegartes Rindfleisch und Lamm, Hühnchen, Fisch und Eier. Der Verzehr wurde exakt protokolliert, die enthaltenen Nährstoffe berechnet und zur Entwicklung der Kinder (Gewichtszunahme,

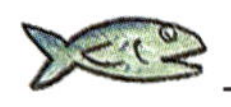



biochemische Daten, etc.) in Verbindung gesetzt. Das Resultat dieser Studie war eindeutig: Die gewählte Diät war optimal, um Wachstum, Gewicht, Knochenentwicklung, Muskulatur und Gesundheit sowie Wohlfühlen zu fördern. Die Kinder wurden in ihrer Nahrungswahl nicht nur vom Energiebedarf geleitet, sondern sie entwickelten auch Geschmacksvorlieben, die sich von Zeit zu Zeit in nicht vorhersagbarer Weise änderten. Das Experiment belegte somit, daß eine von Lernerfahrungen unabhängige biologische Disposition angenommen werden kann, die zu einer bedarfsgerechten Nahrungsaufnahme beiträgt.

## Prägung durch die Landesküche

Unbestritten, weltweit gibt es höchst unterschiedliche Küchen. Was in Asien als kulinarische Köstlichkeit gilt, schüttelt jeden Europäer allein beim Gedanken daran. Die deutsche Küche bietet Kaninchen, aber keine Katze, wohl Rind, aber kaum Pferd. Deutsch ist das Brot zum Frühstück, kaum aber eine kräftige Bohnenspeise, die Mexikaner ganz selbstverständlich zum Frühstück essen. Knuspriger Speck mit viel Rührei ist die amerikanische „Einstiegsdroge" für den Tag. Lieben die Amerikaner viel Eiswasser zu allen Mahlzeiten, kommt in deutsche Gläser eher Bier oder Wein, zu selten auch einmal Milch. Was für Finnen selbstverständlich ist, kann sich ein Deutscher kaum vorstellen: abends mit Gästen

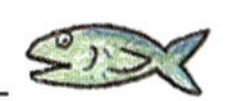

zusammensitzen und Milch trinken. Extrem für deutsche Gaumen sind die Eßfreuden der Eskimos, der Feuerländer, der Chinesen und der Bantus. Aber eben nur für deutsche Gaumen. So unterschiedlich wie die Sprachen der Nationen und Völker, so unterschiedlich sind ihre Speisen und Eßgewohnheiten.

Dieser Vergleich ist nicht zufällig. Das Wesen „Mensch" kann offenbar jede Sprache lernen. Die grundsätzliche Fähigkeit, bestimmte Lautgebilde nachzusprechen, ihnen auch Begriffe zuzuordnen und grammatikalische Strukturen zu beherrschen, diese Grundfähigkeit ist uns allen in die Wiege gelegt. Aber ob das Dreijährige dann endlich „Ich will nicht", „I don't want" oder „Je ne veux pas" sagt, das hängt nur davon ab, ob seine Wiege in Frankfurt, Birmingham oder Lyon stand. So wie die Eltern Wort für Wort vorsprechen, einfache, dann komplizierte Sätze mit ihrem Kind trainieren, genauso verhält es sich mit dem Eßtraining.

Hunger zu verspüren und dies zu artikulieren sowie die vier Geschmackseindrücke sauer, salzig, bitter und süß zu unterscheiden, diese Kompetenz hat jedes normal entwickelte Neugeborene. Träufelt man, wie in wissenschaftlichen Studien geschehen, Neugeborenen einige Tropfen Wasser auf die Zunge, die entweder süß, salzig, bitter oder sauer schmecken, dann gibt es völlig eindeutige Reaktionen. Es steht fest, daß es offenbar eine angeborene „Weltvorliebe" für den süßen Geschmack gibt. Von Geburt an erfreuen sich salzig, bitter und sauer keiner großen Beliebtheit, im Gegenteil. Das Pikante wird erst viel später zur Lust, wenn Eltern und Umwelt mit ihrem Geschmackstraining Erfolg hatten.

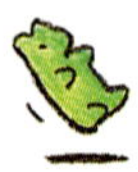



### Die Lust auf Süßes ist angeboren

Dr. Ziegler gab Neugeborenen in einem Experiment über 111 Tage lang die Flasche und beobachtete genau, wieviel die Babys tranken. Mal war die Nahrung extra etwas gesüßt, mal schmeckte sie eher neutral. Das Resultat war eindeutig: immer, wenn es süß schmeckte, wurde mehr getrunken. Dr. Filer süßte Spaghetti, und die Kinder, die als Testpersonen eingeladen waren, aßen deutlich mehr. Diese und ähnliche Experimente beweisen zwar, daß die Lust auf Süßes angeboren ist, aber sie sagen nicht, daß Kinder Süßes umso lieber mögen, je süßer es ist.

## Süß als Signal für Genießbarkeit

Kinder können verschiedene Geschmackseindrücke voneinander unterscheiden. Das sagt aber nicht, was sie später gerne essen mögen oder was sie später ablehnen. Die Ausgestaltung dieser Geschmackseindrücke mit angenehmen oder unangenehmen Gefühlen hängt allein von den Erfahrungen ab, die Kinder Tag für Tag machen. Einzige Ausnahme ist der süße Geschmack – ab der Geburt. Warum sich das Süße in solcher Ausnahmestellung befindet, ist bis heute rätselhaft. US-Professor Paul Rozin spekuliert, daß sich darin eine uralte Menschheitserfahrung widerspiegele, denn auf der ganzen Welt gibt es keine für den Menschen giftigen Früchte, die süß schmecken. Andere Wissenschaftler vermuten, daß der

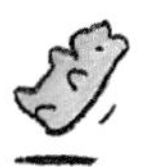

süßliche Geschmack des Fruchtwassers seine prägende Wirkung entfaltet.

Wer jetzt ein Aha-Erlebnis verspürt und glaubt, daß damit erklärt ist, warum Kinder so gerne Süßigkeiten naschen, der sollte noch etwas abwarten. Sicher, die süße Vorliebe ist baby-typisch, aber damit ist noch lange nicht festgestellt, wie süß etwas sein muß, damit Kinder es so richtig gerne mögen. Außerdem läßt sich auch die frühe Liebe für Süßes verlernen, denn die meisten Kinder entdecken früher oder später auch ihre Vorliebe für die pikanten Variationen, von der Salzstange bis zum BigMac, mit der sie nun partout nicht auf die Welt gekommen sind.

## Lernen kann auch heißen: einfach nachmachen

Ein zweites Aha-Erlebnis wäre ebenso zweifelhaft: streuen wir doch einfach eine kräftige Portion Zucker über den Spinat, dann schmilzt die Abscheu, und die Kinder werden nur noch Spinat essen wollen. Die Idee liegt nahe, aber ich kenne keine Studie, die die Auswirkung von süßem Spinat auf die kindliche Eßlust untersucht hat. Vielleicht funktioniert es, wie mit den Spaghetti im Experiment von Dr. Filer. Aber etwas anderes funktioniert auch, und das haben amerikanische Wissenschaftler tatsächlich untersucht. Sie haben Kindern verschiedene Videofilme gezeigt, in denen sich die sympathischen und erfolgreichen Helden (so ganz beiläufig) ihre Speisen ausgewählt und mit Genuß gegessen haben. Natürlich war als „der Testfall“ auch Spinat dabei. Das Ergebnis: die kindlichen Zuschauer entwickelten sich

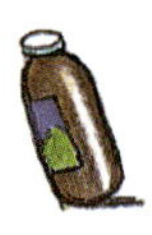



nach den Videositzungen zu Weltmeistern im Spinatessen.

Der Spinat, der sich als „grüner Faden" durch unsere Überlegungen zieht, läßt erkennen: Es sind auch die Umstände, unter denen etwas angeboten wird, die mitentscheiden, ob ein Kind geneigt ist, das neue Essen zu probieren und anschließend für „gut" oder „schlecht" zu befinden. *Lernen durch Beobachtung* (Lernen am Modell) ist gerade bei Kindern eine schnelle, ökonomische Art, ihr Verhalten mit neuen Varianten anzureichern. Das Kind muß dann nicht alles Stück für Stück ausprobieren, sondern übernimmt einfach ein komplettes Verhaltensmuster. Dies erfolgt, wenn – wie die Lerntheorie

## Das verblüffte jeden Kellner

In Südfrankreich erstand ich an der Fischtheke im Supermarkt ein Kilo Austern. Zur Feier des Tages kaufte ich eine Flasche Champagner dazu und kehrte zu meiner Familie zurück. Feierlich wurden die Austern serviert, dazu ein Glas kühler Champagner. Dieses ungewöhnliche Mahl beeindruckte unseren fünfjährigen Sohn, der nun ebenfalls an Austern mit Champagner teilhaben wollte. Schnell setzte er seine Kennermiene auf und gab kund, daß dies das beste Essen seines Lebens sei. Fortan, wenn wir im Restaurant beim Kellner bestellten, wünschte mein Sohn Austern mit Champagner. So prägend kann ein einmaliges Eßerlebnis sein!

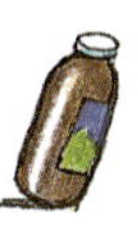

behauptet – damit angenehme, vorteilhafte Erlebnisse verbunden sind. Die lustige Geschichte, die uns mit Sven in Südfrankreich passierte, erzähle ich in dem Kasten.

Eltern sind für ihre Kinder „Modelle“. Aber eine Modellwirkung ist nur zu erwarten, wenn das Modell beim Kind einen positiven Eindruck erzielt. Es muß für das Kind erstrebenswert sein, auch so zu werden, auch so zu sein wie das Modell. Solche Modelle sind Mutter, Vater, Lehrer, Freund, Freundin, Tante, Oma oder Werbefigur. Darum wurden die spinatessenden Helden in den Videos auch imitiert. Wenn die geschlagenen, bösen Feinde sich auf der Flucht zu einem Spinatessen zusammengefunden hätten, würde bei keinem Kind die Lust auf Spinat wachsen.

## Wann Modellernen versagt

Zu einem großen Teil, so dürfen wir vorsichtig schlußfolgern, findet sich Ihr Eßverhalten mit seinen Vorlieben und Abneigungen auch im Eßverhalten Ihres Kindes wieder, weil Sie ein Modell für Ihr Kind sind. „Nein“, erheben Sie jetzt Einspruch, „da gibt es Ausnahmen. Ich mag zum Beispiel sehr gerne Milch, und mein Sohn trinkt keinen einzigen Schluck.“ Solche Gegenbeispiele gibt es natürlich. Die Eßwirklichkeit ist eben komplizierter. Das Lernen am Modell erklärt nicht alles. So kommt es auch darauf an, mit welchem „Begleittext“ Sie versucht haben, Ihrem Kind die Milch schmackhaft zu machen. Und es kommt darauf an, welche (Vor-)Urteile Ihr Kind bereits mit der Milch verbindet. Wenn der beste Freund schon bestimmt hat, daß „man in der Fußball-

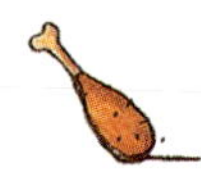



mannschaft keine Milchkinder brauchen kann", dann haben Sie schlechte Karten, Ihr Kind von der „gesunden Milch" zu überzeugen. Auch wenn Sie selbst vorbildhaft dabei ein ganzes Glas Milch in einem Zug austrinken.

Die elterliche Vorbildwirkung hat noch einen „kleinen Schönheitsfehler", der bedacht werden sollte. In einer bevölkerungsrepräsentativen Studie habe ich 2900 Familien mit Kindern in der Bundesrepublik untersucht. Mütter, Väter und Kinder beantworteten viele Fragen zum Essen, zu Vorlieben und Abneigungen. Klares Ergebnis: in ihren *Abneigungen* waren sich Mutter und Kind viel ähnlicher als in ihren *Vorlieben* für bestimmte Speisen. Konkret: Mütter, die keine Äpfel mögen, haben in aller Regel (Ausnahmen zugelassen) Kinder, die ebenfalls Apfelmuffel sind. Das gilt für nahezu alle Lebensmittel – mit einer Einschränkung: Süßigkeiten. Hier scheint das Lernen am Modell hinsichtlich der Vorlieben sehr gut zu funktionieren. Mütter mit einer „süßen Zun-

| Lebensmittel | Prozentsatz an übereinstimmender **Vorliebe** bei Mutter und Kind | Prozentsatz an übereinstimmender **Abneigung** bei Mutter und Kind |
|---|---|---|
| Graubrot | 22 % | 30 % |
| Kotelett | 10 % | 45 % |
| Banane | 12 % | 35 % |
| Apfel | 8 % | 60 % |
| Hähnchen | 10 % | 55 % |
| Pudding | 35 % | 18 % |
| Bonbons | 20 % | 5 % |

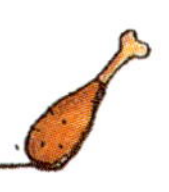

ge" können sich gemeinsam mit ihrem Kind an Süßigkeiten erfreuen.

Diese Untersuchung zeigt, wie wichtig die Eßgewohnheiten und Vorlieben der Eltern sind, aber sie beweist, daß es auch andere Einflüsse gibt, die den kindlichen Geschmackshorizont gestalten. Eines kann festgehalten werden: Mütter, die Milch verschmähen oder Obst links liegen lassen, sollten kaum Hoffnung haben, daß ihr Kind zu einem Milch- und Obstliebhaber wird. Andererseits: wenn sie täglich als milchtrinkendes Vorbild mit einem Apfel in der Hand auftreten, so ist dies keine Garantie dafür, daß dieses Modellverhalten auf das Kind abfärbt. Doch mit dem Vormachen ist die Basis gelegt, und diese Chance muß einfach genutzt werden.

## Was der Bauer nicht kennt...

In unserer kleinen Entwicklungspsychologie des kindlichen Eßverhaltens sind noch nicht alle Kapitel aufgeschlagen. Nehmen wir den „grünen Faden" wieder auf und versuchen herauszufinden, warum der konfliktreiche Spinat für die meisten Erwachsenen zu einer durchaus akzeptierten Gemüsebeilage zählt, denn der Tiefkühlspinat ist mit Abstand das am meisten gekaufte Tiefkühlprodukt. Da muß doch zwischen Kindheit und Erwachsenenalter ein Wandel geschehen sein. *Mere Exposure Effect* nennen das unsere amerikanischen Kollegen treffend, was aber kaum ins Deutsche zu übersetzen ist. Was sich dahinter verbirgt, wird schnell an einem Experiment klar.

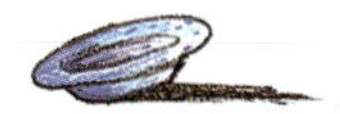



Kindergartenkinder verspeisten in der Vormittagspause spezielle Tofugerichte, die – das ist ein Vor- oder ein Nachteil von diesem „Sojaquark“ – ziemlich geschmacksneutral schmecken, sozusagen „nach nichts“. In den Kindergärten wurden die Speisen nun einheitlich, aber von Hort zu Hort unterschiedlich, mit Aromen schmackhaft gemacht: z. B. Erdbeer, Schokolade, Vanille, Banane. Nach einiger Zeit kam es zum entscheidenden Test: den Kindern wurde ein „abwechslungsreiches“ Büffet geboten, auf dem nun alle Geschmacksvariationen zur Auswahl angeboten wurden.

## Guter Geschmack ist immer bekannt

Was denken Sie beim Blick in eine Speisekarte, die nur Ihnen unbekannte Gerichte auflistet? Das wird ein Abenteuer. Sie werden ein Risiko eingehen müssen. Hoffentlich haben Sie Glück. Der gute Geschmack ist immer ein bekannter Geschmack. Da weiß man, was man hat. Man kann den Geschmackseindruck zuordnen. Das scheint wichtig. Kosten Sie einmal eine tropische Frucht, z.B. einen Granatapfel. Richtig zufrieden sind wir erst, wenn wir den Geschmack einordnen können: „Schmeckt so ähnlich wie Johannisbeeren.“ Dann ist die Geschmackswelt wieder in Ordnung. Der Wunsch nach klaren und vor allem bekannten Geschmackserlebnissen ist bei Kindern besonders ausgeprägt.

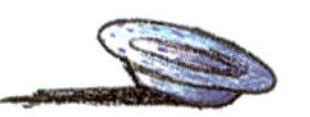

Zur großen Überraschung der Wissenschaftler stellte sich heraus, daß die kleinen Büffetgäste gezielt nach ihrem gewohnten Aroma griffen. Kinder, wochenlang auf geschmacklich eintönige Kost gesetzt (aus Erwachsenensicht), verschmähten die Abwechslung und blieben ihrem Schoko- oder Bananenaroma treu. Das nennt man den *Mere Exposure Effect*, also eine Art prägender Gewohnheitsbildung durch Erfahrungstraining.

Die gewachsene Vorliebe für den Spinat bei den „Großen“ ist auf solche Gewohnheitsbildung zurückzuführen. Was häufig gegessen wird, hat eine große Chance, auch zukünftig zum Favoriten zu werden. Man kann dies auch das permanente Training auf das „Geschmacksprofil“ einer Gesellschaft nennen. *Was häufig gegessen wird, wird auch gerne gegessen!* Stimmt die Umkehrung dieser Feststellung auch: Was gerne gegessen wird, wird auch häufig gegessen? Es stimmt für Kinder, und es stimmt nicht für Erwachsene!

## Eßlust lebt von der Beschränkung

Hier greift nämlich die Lebenserfahrung der Erwachsenen korrigierend ein. Ein Leibgericht ist als „Leibgericht auf Dauer“ nur zu retten, wenn es dosiert knapp gehalten wird. Hummer, Kaviar und Champagner als die Beispiele für den Luxusgeschmack der Gourmets verkommen schnell zu Alltäglichkeiten, wenn sie täglich gereicht werden. Abwechslung im Essen ist der Garant dafür, daß den „Großen“ das Essen auf Dauer schmeckt.

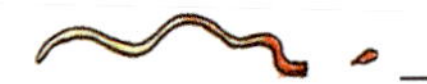



Kinder sehen das ganz anders. Natürlich, so könnte man verstehend einlenken, denn ein Kind muß doch wirklich froh sein, wenn es in seiner sensorisch noch unkartografierten Eßwelt etwas entdeckt hat, was spontan so richtig toll schmeckt oder mit dem es so richtig spielen kann, wie mit Spaghetti zum Beispiel. Was liegt näher, als jetzt die Mutter zu bitten, sie möge fortan nur noch Spaghetti auf den Tisch bringen. Wir Erwachsene stehen verständnislos vor diesem kindlichen Wunsch nach permanenter Eintönigkeit. Wir versuchen, das Kind von der „schönen Abwechslung" beim Essen zu überzeugen, was wiederum das Kind irritiert. Was sollte es für einen Grund geben, auf die leckeren Spaghetti zu verzichten, um ein neues, unwägbares Eßabenteuer einzugehen!

Von Tag zu Tag vertrackter wird die Geschichte, da sich der kindliche Protest steigert (subjektiv natürlich zu Recht) und die Abwehrkraft der Mutter nachläßt (auch verständlich). Spaghetti kommen nun öfter auf den Tisch. Das Kind ißt und ist zufrieden. Die Mutter auch, denn das Gezetere um die Spaghetti hat ein Ende. Das ist – nebenbei bemerkt – wieder ein Beweis für die Lernpsychologie, die für alle Lebenssituationen vorhersagt, daß Menschen ihr Handeln auf angenehme, positive Erfahrungen ausrichten.

Doch was ist geschehen? Die Mutter wollte ihrem Kind eigentlich nur selten Spaghetti servieren, weil sie aufgrund ihrer eigenen Erfahrung ein permanentes Spaghettiessen nicht gut findet. Doch auf den lauten Protest hin hat sie resigniert. Ohne sich dessen bewußt zu sein, ist dieser Weg aber die einzige Chance, daß sich ihr Kind irgendwann auch eine andere Mahlzeit aussucht. Spa-

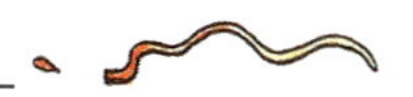

ghetti, die jeden Tag genossen werden, verlieren nämlich ihren Genußwert. Zwingt man also ein Kind dazu, gegen seinen Willen nur gelegentlich Spaghetti zu essen, verankert man erst recht die Spaghetti im Vorliebenprofil des Kindes.

Eine Belohnung, die nicht regelmäßig erfolgt, sondern in unregelmäßigen Abständen auftritt, stabilisiert das Verhalten viel kräftiger als eine Belohnung, die ständig erlebt wird. Konditormeister wußten dies immer schon, wenn sie ihre Auszubildenden an den ersten Tagen ihrer Lehre anhielten, doch kräftig von den Süßigkeiten zu essen, die im Geschäft verkauft werden. Das ist die beste Methode, um den Lehrlingen den (unerlaubten) Griff zur süßen Ware abzugewöhnen. Hätten sie ihren Lehrlingen die Süßigkeiten verboten, so hätte jeder heimliche Griff ins Regal dieses verbotene Verhalten nachhaltig stabilisiert.

Der kleine Dialog zwischen Mutter und Kind im nachfolgenden Abschnitt könnte Ihnen diesen wichtigen Lernprozeß veranschaulichen.

## Logik pur: Spaghetti gegen Frikadelle!

*Mama, nun hör mir doch endlich einmal zu! Warum ißt du nicht jeden Tag Frikos, wenn du die so gerne ißt?*

Ich hab doch nur gesagt: Du kannst nicht jeden Tag Spaghetti essen. Das ist nicht gut für dich!

*Aber warum denn nicht, ich mag die doch so gerne. Machst du mir morgen wieder welche?*

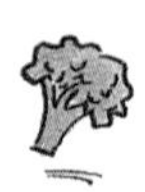



Nein, du kannst wirklich nicht jeden Tag diese Spaghetti essen. Wo soll das hinführen? Ich esse auch nicht jeden Tag Frikos, wie dir wohl aufgefallen ist!

*Aha, Frikos sind ungesund, und darum ißt du die nur ganz selten. Warum ißt du die überhaupt, wenn die ungesund sind?*

Du willst jetzt nur von deinen Spaghetti ablenken. Du könntest ruhig auch mal eine Frikadelle probieren. Ein bißchen Fleisch würde dir gut bekommen. Immer nur Nudeln!

*Ihr Erwachsenen seid richtig unlogisch. Spaghetti krieg ich nicht, aber ich soll Friko essen. Du sagst, du ißt nur selten Frikos, weil sie ungesund sind. Sind Spaghetti etwa ungesund? Ungesünder als Frikos?*

Ja, weil es immer das gleiche ist. Man kann nicht jeden Tag Spaghetti essen. Ich hab auch nicht behauptet, daß Frikos ungesund sind. Man darf nur nicht soviel davon essen!

*Also sind sie doch nicht gesund. Dann esse ich die auch nicht. Ich will überhaupt keine einzige. Viel lieber sind mir Spaghetti mit Ketchup, du weißt schon, welche Sorte.*

Nun hör mir aber mal zu: Wenn ich jeden Tag meine geliebten Frikos essen würde, dann hängen die mir bald zum Hals raus. Gesund, ungesund, das ist egal. Man kann nicht immer so eintönig essen. Das ist langweilig. Und auch nicht gut. Das weiß doch jeder!

*Dann gib mir doch meine Spaghetti, wenn du glaubst, daß ich die dann bald nicht mehr mag.*

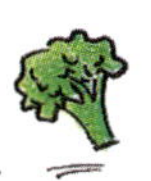

*Okay, das willst du doch! Ich wette mit dir, daß ich 100 Tage lang Spaghetti essen kann, weil ich die richtig mag. Iß doch auch mal jeden Tag eine Friko! Mal sehen, wer am längsten durchhält. Schau mal, 100 Tage immer eine Friko. Ist das nicht toll für dich?*

Das kann ich nicht verantworten. Ich muß dich gesund ernähren. Ich würde nie im Leben 100 Frikos Tag für Tag essen wollen. Da vergeht mir der Appetit. Allein bei dem Gedanken.

*Gut, ich wette nicht mehr. Ich esse Spaghetti, ab jetzt jeden Tag, weil ich sie dann bald nicht mehr will. Das hast du doch gesagt. Wenn das stimmt, esse ich keine Spaghetti mehr. Und du ißt dann nie mehr Frikos, weil die ungesund sind. Abgemacht!? Dann ist unsere Familie ganz gesund. Aber, was essen wir dann?*

## Eine Erfahrung fürs Leben

Die Mutter redet gut zu: „*Nun probier doch einmal. Wenigstens einen Löffel. Der Geschmack kommt beim Essen.*" (Erstaunlich, hier spricht die Mutter im Vertrauen auf den *Mere Exposure Effekt*!) Das Kind ist bereits „bockig", weil es sich nicht unter Druck setzen lassen will. Verzweifelt und um die (Leidens-)Geschichte zu beenden, klatscht das erregte Kind den Löffel in den Spinat. Trifft die Mitte, der Teller geht entzwei, das Spiegelei springt (natürlich „sunny side down") auf den Teppich, und die Kartoffeln liegen auf der (natürlich fri-

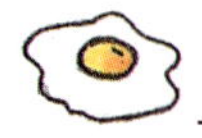



schen) Decke. Es „klatscht" nochmals, diesmal ist es die Mutter, zunehmend entnervt. Das Kind heult herzerweichend. Die Situation ist verfahren. Die Folge kann sein, daß dieses Kind niemals mehr in seinem Leben Spinat ißt. Möglich auch: es ißt niemals mehr Spiegeleier.

Der amerikanische Psychologieprofessor Seligman hat dieses Phänomen auf den Namen „Sauce Béarnaise-Syndrom" getauft. Ihm selbst ist es – daher der Name – offenbar nicht mit Spinat passiert, sondern mit jener Soße. Vielleicht kennen Sie selbst dieses Syndrom aus eigener Erfahrung? Da ißt man in einem guten Restaurant oder bei lieben Freunden ein tolles Gericht. Es schmeckt herrlich, doch dann kommt das „dicke Ende": erst Übelkeit, dann Erbrechen. Unmittelbar danach steigt die absolute Gewißheit ins Bewußtsein, daß der Grund allen Übels die Sauce Béarnaise war. Natürlich hätten es auch das Steak, oder die Schnecken oder was auch immer sein können. So einmalig dieses Ereignis war, so dauerhaft steigt allein beim Gedanken an Sauce Béarnaise in Zukunft Übelkeit auf.

Eine schockartiges, unangenehmes Erlebnis, gekoppelt an ein bestimmtes Essen, kann lebenslange Aversion erzeugen. So bildet sich eine „Vermeidungsreaktion" heraus, die sich – wie ein Teufelskreis – immer wieder selbst bestätigt. Bei nächster Gelegenheit – Sauce Béarnaise steht auf dem Tisch – kommen die Gedanken hoch, die „Geschichte" wird berichtet. Mit Verständnis aller Tischfreunde darf man auf die Soße verzichten.

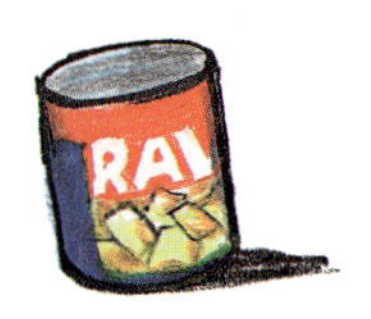

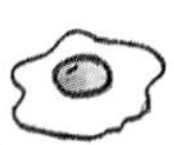

## „Der Mensch ist, was er ißt“

Der „grüne Faden“ muß allmählich durch einen „roten Faden“ ersetzt werden, denn Spinat ist kein geeignetes Objekt, um sich zu überlegen, warum viele Menschen ihre sensorische Erfüllung im Hummer finden. Merkwürdigerweise erfreuen sich diese Schalentiere bei Kindern kaum großer Beliebtheit, auch wenn diese roten, von Natur aus so kunstvollen Plastiken fürs Auge einen attraktiven Reiz darstellen. Kinder mögen es *einfach*. Klare, eindeutige, wiedererkennbare Geschmackseindrücke lieben sie. Süß, das ist unverkennbar eindeutig. Da muß man nicht – wie bei gutem Wein – lange die Zunge bemühen, um diese oder jene Variante vorne oder hinten auf der Zunge auch noch zu schmecken. Cola, das ist ein eindeutiger Geschmack. Aber wonach schmeckt eigentlich Hummer? Schmeckt er wirklich, weil er schmackhaft ist, oder schmeckt er, weil er selten und teuer ist und vom Anblick und Eßritual her so deutlich aus der Rolle fällt?

So soll denn der Hummer als „roter Faden“ dienen, um die soziale Funktion von Essen (und Trinken) zu beleuchten. Lebensmittel lassen sich dazu gebrauchen (und auch mißbrauchen), ganz andere Ziele zu erreichen, als die Natur vorprogrammiert hat. Biologisch ist wichtig, was „in“ den Lebensmitteln steckt, schließlich liefern sie Kalorien, um die Arbeitsleistung des Körpers zu gewährleisten. Sie geben die vielfältigsten „Wirkstoffe“ in Form von Vitaminen und Mineralstoffen, um die speziellen Funktionen im Organismus ablaufen zu lassen. Daß man einen Hummer auch dazu benutzen kann, um seinen Freunden zu beweisen, daß man ein/e

„Frau/Mann von Welt“ ist, das ist typisch Mensch. Aber nicht neu, schließlich haben Könige und Fürsten durch ihre Tafelfreuden mit ungezählten Fasanen und Ochsen immer schon nachdrücklich bewiesen, wer sie sind. Sagte der Volksmund nicht immer schon: „Der Mensch ist, was er ißt“?

## Nur knappe Lebensmittel sind lecker

In der deutschen Eßgeschichte hat die Zeitgeschichte oft bestimmte Lebensmittel verknappt. Noch 1950 war die „gute“ Butter knapp (und teuer), aber auch Fleisch gab es selten (nur sonntags, und dann das große Stück für den Vater). Wurst schimmerte in dünnen Scheiben auf daumendicken Klappstullen. Kartoffeln gab's, Gemüse auch. Wen wundert es, daß später im überbordenden Schlaraffenland genau die damals knappen Lebensmittel eine Hochschätzung erfahren, und die täglichen Schmankerl der „schlechten Zeit“ nur zögerlich auf dem Wohlstandsteller Platz greifen.

## Sympathiewerbung mit Vollkornbrot?

Kein Wunder, daß die Kids heute schnell dahinterkommen, daß sie mehr Ansehen in ihrer Klasse gewinnen, wenn sie eine Runde Schokoriegel oder Cola ausgeben. Es stimmt auf Anhieb nachdenklich, daß sie erst gar nicht versuchen, mit einer Packung frischem Vollkornbrot den sozialen Status in ihrer Klasse zu verbessern. Irgendwie muß etwas daran sein, daß gerade solche

Produkte, die ernährungsbewußte Eltern ihren Kindern eher aufdrängen, total ungeeignet sind, um einmal „so richtig anzugeben“ oder um Freunde zu gewinnen. Offenbar ist das Image von Vollkornbrot – ohne daß wir Erwachsene dies beabsichtigt haben – so *verunglückt*, daß es überhaupt keinen Prestigewert mehr besitzt.

Also gut, jedem Erwachsenen ist völlig klar, daß er seinen Hummer nicht ißt, um zu überleben. Der hohe Cholesteringehalt der Schalentiere würde dieses Ziel auch kaum unterstützen. Hummer-Esser beschwören das unnachahmliche Geschmackserlebnis, das sie mit vielen Worten (vergeblich) zu skizzieren versuchen. Dabei kenne ich hinreichend genug Hummer-Freunde, die im Urlaub in fernen Ländern (dort, wo Langusten das sind, was bei uns Kabeljau ist) eine Langustenhälfte nach der anderen vom Holzkohlengrill (etwas angekokelt) verspeisen und gleichermaßen den Spottpreis sowie den Spitzengeschmack bejubeln.

Hummer und Konsorten sind offenbar mehr Genuß für das Hirn als für die Zunge. Manche Speisen haben eben Prestige. Das ist Nahrung für den Kopf. Man fühlt sich am besten, wenn man dieses Prestige noch billig bezahlt. Das ist ein Geheimnis der Sonderangebote. Wenn Champagner „regulär“ für 9.99 DM im Regal stände, verlöre er an Attraktivität. Aber sein gestandener Preis so um die 50 Mark macht ihn unwiderstehlich, wenn man ein Sonderangebot für 38.80 DM ausgekundschaftet hat.

Die Propaganda für Hummer, Champagner, Rinderfilet, Spargel, Lachs und andere „Premium-Produkte“ übernehmen wir mit der Werbung, den Fernsehschwenks über Büffets bei politischen Empfängen und über die Preispolitik. Der „gute“ Geschmack ist eben auch teuer! Das wird in der Werbung sogar unverhohlen ausgesprochen: *Es war schon immer etwas teurer, einen guten Geschmack zu haben.* Das wird ihr Kind auch noch (erfolgreich) erfahren.

## Sei doch bitte vernünftig!

Bei der Erziehung der Kinder stehen nicht Genußmaximierung oder Sozialprestige im Vordergrund. Hier steht ein anderes Ziel an, das erreicht werden soll. Dieses Ziel heißt: Gesundheit! Sie nutzen dafür Argumente, Sie fühlen Verantwortung, Sie haben richtige Ernährungskenntnisse. Sie, als Mutter oder Vater, möchten unbedingt, daß sich ihr Kind vollwertig ernährt. Sie wollen bei Tisch (verzeihen Sie die Marketingsprache) aus Verantwortung gegenüber Ihrem Kind möglichst viele „gesunde Lebensmittel“ absetzen und den Konsum von sogenannten „ungesunden Lebensmitteln“ eindämmen. Welch eine Aufgabe!

Ihre Widersacher, gegen die Sie mit Ihrer Strategie „antreten“ müssen, sind:

(1) der kindliche Geschmack und seine Eigendynamik,

(2) die Werbung mit ihren imageprägenden Genußerwartungen,

(3) der allgegenwärtige Überfluß mit verlockenden Angeboten,

(4) die neue Überflußgesellschaft, die (noch) keine überzeugenden Regeln gefunden hat, den Überfluß erfolgreich zu managen und

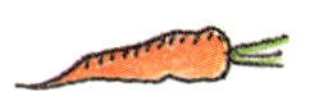

(5, pardon!) Ihr eigenes Eßverhalten, das Sie Ihrem Kind nicht verbergen können.

Ihr Argument „Gesundheit", unterstützt von der Trumpfkarte „Vernunft", die Sie immerfort ausspielen, ist – seien wir einmal kritisch – keine gute Karte, um das Spiel in der Ernährungserziehung zu gewinnen. Was haben wir denn auf der Hand?

## Kennen Sie diese „Argumente"?

*„Sei doch vernünftig. Iß, damit du groß wirst. Du willst doch auch stark werden, nicht wahr. Also, iß das endlich. Damit du gesund bleibst, damit du starke Knochen bekommst, damit du nicht krank wirst, damit du dich in der Schule besser konzentrieren kannst. Iß was Vernünftiges. Nun iß doch wenigstens mir zuliebe. Du brauchst Eisen, weil du so blaß aussiehst (Spinat!). Nein, nicht schon wieder Pommes. Du wirst dick davon. Wenn du so weiter ißt, bist du bald krank. Der Zahnarzt muß bestimmt wieder bohren, wenn du immer diese blöden Bonbons lutschst. Die schmecken doch gar nicht. Wann merkst du das endlich. Ich habe dir doch schon hundertmal gesagt, daß du dein Gemüse aufessen sollst. Ich habe doch auch alles gegessen. Warum pickst du nur die besten Sachen heraus? Waren die Augen wieder größer als der Magen? Nun iß doch nicht schon wieder vor dem Essen. Trink nicht so hastig. Warum stocherst du im Essen? Nun iß doch zügig. Was soll aus dir nur werden? Den Pudding kriegst du jetzt nicht, weil du dein Essen nicht*

*aufgegessen hast. Warum hast du deine Schulbrote nicht gegessen? In deinem Rucksack liegen vertrocknete Brote. Und den Apfel hast du auch nur angebissen. Nein, für die Milchschnitte gebe ich dir kein Geld mit. Du sollst gesunde Sachen essen. Den Schokoriegel gebe ich dir erst, wenn du deine Milch ausgetrunken hast. Cola kaufe ich nicht. Das ist ungesund für dich, das solltest du endlich einsehen. Nun habe ich das extra für dich gekocht. Was es bei Schmidts gibt, das ist mir völlig egal. Schließlich sollst du gesund bleiben. Oliver sieht ganz schön pummelig aus.*"

## Schwache Wirkung gegen geheime Verführer

Da wünscht man sich als Mutter oder Vater bessere Karten! Offenbar stecken die Asse allesamt bei jenen, die Knuspercrisps, Riegel, Bärchen, Cola und Pausenschnitten herstellen und jenen, die diese Produkte auf dem Fernsehschirm in lustvolle Animation versetzen. Eines zumindest ist völlig klar: der „Feind" ist eingekreist und haargenau identifiziert. In gemeinsamen Elternkreisen beklagt man die Ohnmacht gegenüber der übermächtigen Werbung und setzt den täglichen Kampf mit Frust, aber doch mit Engagement fort. Wenn ich meinem Kind schon nicht das richtige Essen beibringen kann, dann brauche ich das gute Gefühl, es zumindest immer wieder versucht zu haben.

Die fortwährende Beschwörung der Patt-Situation „Ich bin gegen Süßigkeiten" gegen „Die Werbung verführt mein Kind zu Süßigkeiten" führt nicht weiter. Im

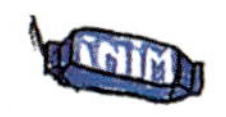

Gegenteil, Eltern sagen sich: „Dagegen bin ich machtlos." Anbieter und deren Werbestrategen behaupten „Wir reagieren nur auf Bedürfnisse des Marktes. Wir sind machtlos, neue Bedürfnisse zu erzeugen." Beide Seiten haben recht (jeder für sich). Aber das entschuldigt nicht, tatenlos weiterzuleben, als sei dies ein Prozeß, der schicksalhaft so ablaufen muß.

Zuerst sollten wir uns fragen, wie wir uns selbst ernähren und was wir Erwachsenen den Kindern vorleben, denn das *Lernen am Modell* spielt eine große Rolle.

## Training für das Eltern-Vorbild

Erwachsene Eltern essen im Bundesdurchschnitt von manchen Lebensmitteln täglich viel zu viel, von anderen viel zu wenig (s. Schaubild). Der rote Balken gibt an, welche Mengen wünschenswert wären. Insgesamt konsumieren Eltern 39 % ihrer Kalorien über Fett und nur 42 % über Kohlenhydrate. Die Empfehlungen der Deutschen Gesellschaft für Ernährung lauten dagegen: höchstens 30 % Fettkalorien, mindestens 55 % Kohlenhydratkalorien. Ist also das Eßverhalten der Eltern als Vorbild überhaupt geeignet?

Nach letzter Schätzung wenden wir Deutsche in Ost und West, Nord und Süd zusammen 113.200 Millionen Mark auf, um ernährungsabhängige Störungen in unserem Gesundheitssystem reparieren zu lassen. Eine beschämend stolze Summe. Die wird nicht für die Behandlung von ernährungsabhängig kranken Kindern ausgegeben, sondern für deren Eltern und Großeltern, Tanten und Onkel, Lehrer und Ärzte. Also ist womöglich das

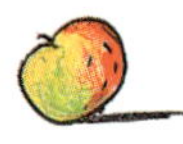



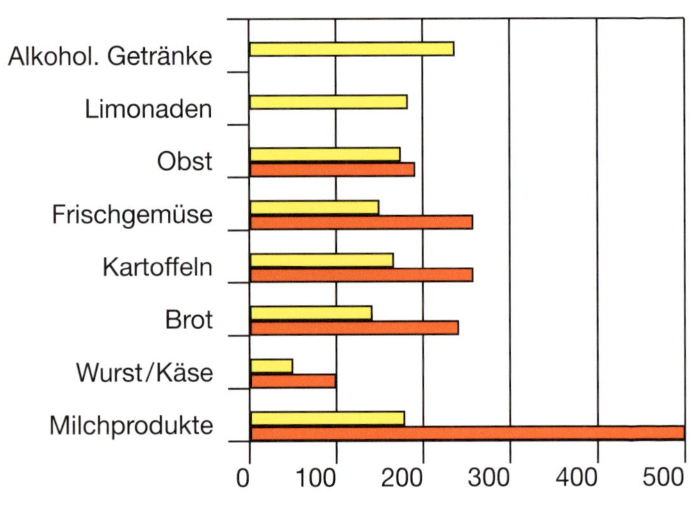


prägende Modell mit 60 millionenfacher „Auflage“ für die 20 Millionen Kinder, Kids und Twens nachhaltig prägender als die Food-Werbung, die vergleichsweise wenig Kapital einsetzt: 24,80 DM pro Jahr und Kopf der Bevölkerung? Wie sollte es gelingen, mit diesen 24,80 DM einen Schaden anzurichten, der nur mit 1.200,00 DM pro Kopf und Jahr repariert werden kann? Nachdenkenswert erscheint, warum die Ernährungskrankheiten in den „neuen“ Bundesländern vor der Vereinigung nicht geringer, im Ausmaß eher massiver waren (und noch sind), obwohl DDR-Fernsehen und DDR-Zeitschriften – im „westlichen Sinn“ – werbefrei waren. Wir müssen prüfen, welchen Einfluß die Werbung wirklich hat, und ob sie nicht gelegentlich auch als „Sündenbock“ benutzt wird, wenn Eltern nicht durch eigenes Vorbild auf das Eßverhalten ihrer Kinder einwirken können.

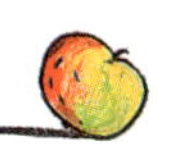

Ich bin kein Verfechter von immer mehr Werbung, um Kinder grenzenlos an Schokolade oder Limo zu bringen. Zurückhaltung wäre in vielen Fällen ganz sicher besser. Stärkere Kontrolle der Werbeaufsicht wünschte ich mir. Werbliche Auftritte in „einer für den Beruf der ärztlichen Heilkunde typischen Berufskleidung“ verbietet §18 des Lebensmittelgesetzes. Richtig! Und doch kam es vor. Gesundheitsbezogene Werbung ist untersagt – im Gesetzestext. Dennoch flimmerte Werbung für „das gesunde Bonbon“ über den Schirm. Über den angeblich so gesunden Pausensnack mit viel Milch in einer einzigen Schnitte gab es Auseinandersetzungen genug. Die „gesunde“ Aufwertung von Bonbons und Limonaden durch Zusatz von Vitaminen ist fast üblich geworden. Wenn manches, was die Werbung behauptet, tatsächlich zutreffen würde, wäre die ideale Ernährung für Kinder bereits erfunden. Dann würde uns die TV-Werbung die Arbeit der Ernährungserziehung abnehmen. Doch dem ist nicht so! Andererseits bin ich überzeugt, daß der verhaltensbestimmende Einfluß der Werbung erheblich überschätzt wird. Es geht um Marktanteile und um die Verschiebung von Marktanteilen zwischen den Herstellern. Ob also die Werbung für Schokolade den Verzehr von Schokolade insgesamt nachhaltig anstachelt, ist schwer zu beweisen. Konsumfördernd ist sicher die Preisgestaltung der Sonderangebote und die massenhafte Verfügbarkeit von Schokolade in allen Variationen und in jedem Supermarkt.

## Schlaraffenland der Kids, ein Szenario:

Realisieren wir einmal in Gedanken einen Alptraum der Ernährungswissenschaftler: Gummibärchen satt. Im Kinderzimmer türmt sich die Schokolade. Mutter ruft zum gemeinsamen Pommes-Mahl – aber mit Majo. Abends gibt's wieder Cola. Das Kind bekommt ein extra großes Glas. Aber das muß ausgetrunken werden. Zum Essen: Schokoriegel „Feine Sahne". Wer mehr als drei wünscht, muß noch mindestens zwei Schokoriegel „Extra Klasse" essen. Immer noch Hunger. Dann gibt es nur noch Kartoffelchips. Aber immer eine große Tüte. Reste lassen, das gibt's nicht. Der Wecker rasselt um 7 Uhr. Aufstehen. Eine Cola zum Wachwerden. Auf jedem Frühstückbrettchen liegt – Mutter ist früh genug aufgestanden – bereits eine Tafel Schokolade, natürlich gekühlt, so richtig knackig, aber dennoch schmelzig. Wer die geschafft hat, kann sich an den zuckersüßen Crispies endgültig überessen. Honig, Marmelade und Sirup stehen natürlich auch bereit. Der Toaster läßt eine Scheibe nach der anderen hochspringen. Mutter bestreicht sie mit „guter" Butter, die sofort schmilzt. Vater nörgelt wegen der flüssigen Butter, die Kinder wischen sich mit der Tischdecke verzweifelt die überquellende Schokolade vom Mund.

Schulbrote verschwinden im Rucksack. Handgemacht, Rosinenstuten mit eingearbeiteten Gummibärchen. Dazu eine Dose Cola-Mix mit einer Extra-Portion Traubenzucker. Ein Beutel Zucker-Sonne für den Extra-Durst. Vater beruhigt die Mutter, daß er nichts brauche, denn in seinem Betrieb sei die Küche bereits voll auf Werbe-Fernseh-Essen umgestellt. Mikrowellenschnitte,

*Mousse au Chocolat* mit Aufreißverschluß, aber umweltfreundlich. Neben dem Computer, sozusagen als Unterlage für die „Maus“, liegen ständig Chips, Crackies, Snoopies, Softies, Daarties und Lufties. Er habe genug. Mutter selbst ißt – wie immer – die Schokoladen- und Toastreste, auch wenn sich so manches inzwischen verflüssigt hat.

Alle Eltern sind voll auf „Junk-Food“ (was diese Familie ißt, nennt man *Junk-Food*) abgefahren. Die Kinder jubeln. Jubeln sie wirklich, wenn sie immer Rosinenstuten mit Gummibärchen, Schokolade zum Frühstück, Softies in der Pause und Pommes mit Majo zum Mittag essen müssen?

## Plötzlich wird der Apfel zum Hummer

Doch die *Junk-Food*-Werbestrategen verzweifeln. Sie werben und werben. Aber der Umsatz sinkt. Immer mehr Kinder entdecken ihre Liebe zu Vollkornbrot, das es zu Hause nicht gibt. Irgendein uneinsichtiger Nachbar hat es ihnen angeboten. Mäxchen verlangt als Pausenbrot einen Apfel. „Ich kann die klebrige süße Pampe nicht mehr ausstehen“, beharrt er und gibt der Wissenschaft recht, die schon seit Jahren sagt, daß Reizmonotonie zum alternativen Reizverlangen führt. Da aber inzwischen bei dem riesigen Standardkonsum von 80 Millionen Deutschen die Schokolade per Tafel nur noch 49 Pfennig kostet, die Äpfel als Ladenhüter pro Stück mit 2.38 DM wie sauer Bier angeboten werden, kommt es zum Problem. „Äpfel sind zu teuer. Bitte, iß doch deine Schokolade auf. Die macht auch satt“, meint Mutter. Plötzlich ist (grüner Faden) die Schokolade wie Spinat und der Apfel (roter Faden) ist ein Hummer.

Es hat wohl wenig Sinn, unseren Kindern eine begehrte Eßidee im Kopf auszureden, in dem diese Idee vom Teller genommen wird. Dann entwickelt sich eine Eigendynamik, die erst recht im Kopf das Bedürfnis aktiviert, genau das essen zu wollen, was verboten ist, zumal es überall verfügbar ist. Viele Worte für die bekannte Volksweisheit vom Apfel in Nachbars Garten.

## Elternverbote verstärken Werbewirkung

Doch wer hat sich bereits bewußt gefragt, ob man nicht viel wirkungsvoller unfreiwillige Werbung für sogenannte „unerwünschte Lebensmittel" macht als die Werbung selber, wenn heftig mit vernünftigen Argumenten und „in Notwehr" sogar mit elterlichen Verboten dagegengehalten wird? Die Sackgasse zeichnet sich konturenhaft ab. Verbote und vernünftige Argumente gegen die Werbung und gegen die aktuelle Bedürfnisartikulation der Kinder wirken – so schwer es fällt, dies einzusehen – im Resultat umgekehrt. Je intensiver Mutter Cola verbietet, umso attraktiver erscheint es, sich eine Cola zu gönnen. Verbote verbessern den Geschmack. Hummer als Postwurfsendung, wenn auch frisch, wäre nicht mehr sehr lange lecker.

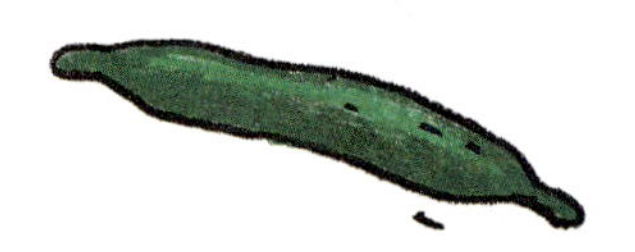

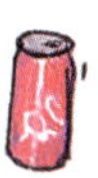

### Kostenlose Werbung

Allen Ernstes bekannte ein Repräsentant des weltgrößten Cola-Produzenten – allerdings unter vier Augen – , daß sein Konzern sicherlich einige Millionen mehr an Werbeaufwand treiben müsse, wenn „sie die deutschen Eltern nicht als kostenlose Werbehelfer hätten". Dies läßt sich aber auch auf manche professionelle Ernährungsberaterin ummünzen, die kaum mehr als einen kleinen „Spalt zwischen Mineralwasser und Vollkornbrot" für ihre Ratsuchenden erlaubt.

## Lebensmittel mit Magie

Die Bedeutung, die Lebensmittel für Menschen haben, hängt also ganz offensichtlich nicht allein von ihrem Aussehen, Geruch und Geschmack ab. Ganz wesentlich ist, wie wir über das Lebensmittel denken. Welche Eigenschaften wir ihm zumessen. Welchen subjektiven Wert es für uns hat. Wie verfügbar es ist. Was andere davon halten. Das alles zusammengenommen wirkt wieder zurück auf den Geschmack, den einerseits die Zunge wahrnimmt, aber andererseits auch unser Gehirn bewertet.

Aus „Blindtests" weiß man, wie wenig scharf die Zunge die ähnlichen Produkte verschiedener Markenartikelhersteller unterscheiden kann, wenn die Testpersonen nicht erkennen können, um welche Marke es sich

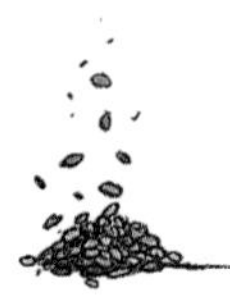



handelt. Dennoch bleibt jeder „seiner Marke“ treu und ist sich völlig sicher, daß ihm die Produkte der anderen Hersteller nicht schmecken. Dies ist ein untrügliches Zeichen dafür, daß einer bestimmten Marke ein typisches „Image“ aufgesetzt wurde. Dieses aufgesetzte Bild, das in aller Regel von Werbung und Public Relations geschaffen wird, löst eine gefühlsmäßige Erinnerung aus, die mit dem Verzehr dieses bestimmten Produktes verbunden ist. Das rührt an uralte Menschheitsträume, die immer schon bestimmten Nahrungsmitteln zugetraut haben, Kraft, Potenz und Jugendlichkeit zu geben.

Kein Wunder, wenn Erwachsene Stutenmilch trinken und auf magische Kräfte hoffen. Kein Wunder, wenn moderne Kinder eine spezielle Super-Limonade trinken, um auch so nette Freunde zu haben, wie die jungen Models in der Werbung. „Der Mensch ist, was er ißt“, heißt es, und dies gilt heutzutage mehr denn je, denn unsere Lebensmittelwahl dokumentiert einen bestimmten Lebensstil. So gesehen wird man sich nicht wundern, daß eine Cola viel besser zur Jeans paßt als ein Glas Milch. Dieses Image der Lebensmittel wird natürlich von der Werbung mitgeprägt. Schade, daß die Milchwerbung so stark das gesunde Image herauskehrt anstatt auf Exklusivität und Kennerschaft zu setzen.

Die Vielfalt unserer Lebensmittelsupermärkte stellt uns Menschen wahrhaftig vor eine völlig neue Herausforderung, die auch völlig neue Verhaltensmuster nötig macht. Doch die sind kaum entwickelt. In diesem Punkt können also auch unsere Kinder nicht allzuviel von ihren Eltern lernen. Hier können aber Kinder und Eltern zusammen lernen, gemeinsam das „Abenteuer des Schlaraffenlandes“ zu bestehen.

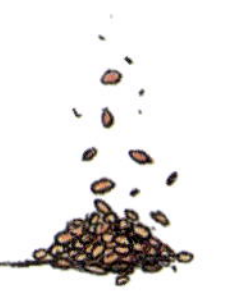

## „Fleisch konnte man sich dazudenken"

Heinrich Georg Dickreiter (1865–1947), Tischler und Fabrikarbeiter über einen Handwerksbetrieb 1914: *„Hatte man sich ‚gewaschen', dann konnte es noch eine Stunde dauern bis ‚Zum Kaffee' gerufen wurde. Da gab es nur Brot. Eine Tasse Kaffee ohne Zucker – den gab es nur an den allerhöchsten Festtagen, und auch da war es nicht immer sicher –, mit einem nicht allzu großen Stück oder Stückchen Brot daneben, stand fertig auf dem Tisch. Man war so der Mühe des Einschenkens enthoben und gleichzeitig war so der frevlen Milchvergeudung vorgebeugt. Ebenso knapp bemessen wie das Frühstück war das Vesperbrot. Um 12 Uhr wurde ‚Zum Essen' gerufen. In der Regel gab es Suppenfleisch und Gemüse. Die Fleischportion fiel klein aus, die Gemüseportion dagegen sehr groß. Um 4 Uhr gab es, gleich wie um 9 Uhr, Most und Brot, und nach 7 Uhr ging man zum Nachtessen, womit das Tagwerk seinen Abschluß fand. Das Nachtessen bestand fast regelmäßig aus einer Tasse Kaffee mit Brot und Bratkartoffeln, oder es gab noch, je nach der Gemüsezeit, mächtige Schüsseln voll Salat, Bohnen, gelbe Rüben und ähnliches Grünfutter. Fleisch und Wurst konnte man sich dazudenken."*

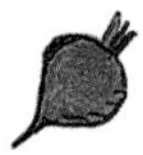



## Vom Notwendigkeitsgeschmack der Notzeit

Der Rückblick ist noch vergleichsweise kurz. Die ersten 50 Jahre dieses Jahrhunderts kennzeichneten Verknappung und Mangel die Lebensmittellandschaft. Man mußte suchen, um genug zu essen zu finden. Die langen Menschenschlangen vor den Geschäften, aber auch noch die „Rosinenbomber", die das Berlin der Nachkriegszeit mit Lebensmitteln versorgten, haben viele noch in Erinnerung. Die knappen Vorräte, die tägliche, oft mühsame Suche nach Nahrung haben das Eßverhalten vieler Eltern- und Kindergenerationen geprägt. Man aß, was man bekam.

Aller Erfindungsgeist ballte sich in der Küche zusammen, um an die immer gleiche, wenig schmackhafte „Rohware" noch etwas Geschmack zu bringen. Diesen Geschmack bezeichnen Historiker heute als den „Notwendigkeitsgeschmack" der Notzeit, damit das Essen überhaupt genießbar wurde. Hunger war eine alltägliche Erfahrung, und damit verbunden erlebten alle Menschen, wie – im Wortsinn – Lebensmittel tatsächlich „Mittel zum Leben" sind. Eine Erfahrung, die den ersten Generationen des Schlaraffenlandes ganz fremd ist. Das aber prägt den Umgang mit Lebensmitteln, prägt die Einstellung zur Nahrung. Noch heute geht anhand der Alterslinie eine markante Trennung durch die Bevölkerung, wenn gefragt wird, ob man Lebensmittel wegwerfen könne. Für die Supermarktgeneration ist das kaum ein Problem. Sehr wohl aber für ihre Großeltern, die noch bei Tante Emma Schlange standen.

Die gefühlsmäßige Einstellung gegenüber Lebensmitteln hat sich verändert. Und dazu hat auch eine Reihe

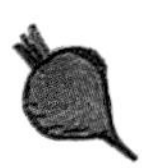

anderer Einflüsse noch verstärkend beigetragen. Die Angebotspalette im modernen Supermarkt ist im Grunde von einem Drogeriemarkt oder Electronic-Discounter kaum zu unterscheiden. Gleiche Abpackung, gleiche Regale, gleiche Scanner-Kassen. Man wählt aus dem Regal, legt das Päckchen in den Wagen und zahlt an der Kasse. Das, was einmal Lebensmittel auszeichnete, ist verschwunden. Lebensmittel sind zu käuflichen Dingen geworden, zu „Sachen".

Sicher hat die industrielle Lebensmittelproduktion auch den Hunger in den westlichen Industrienationen besiegt, aber dabei ist auch das „Mittel zum Leben" in unserer emotionalen Einstellung verlorengegangen. An die originäre Quelle des Lebensmittels wird selten noch bewußt gedacht. Mein damals fünfjähriger Sohn antwortete auf die Frage, wo denn die Milch herkomme, ohne jedes Nachdenken: „Aus dem Supermarkt." Das Fischstäbchen läßt kaum noch einen Gedanken an den Kabeljau wachwerden. Der Jugendliche denkt nicht mehr an die bayerische Milchkuh, wenn er einen BigMac ordert. Die Lebensmittel sind zu Waren geworden, die jederzeit käuflich sind und wie andere Konsumgüter „verwendet" werden. Häufig dienen sie zur Erfüllung anderer Bedürfnisse als die der „reinen Ernährung".

## Lebensmittel als Erinnerung

Bei der Versachlichung und Entfremdung der Lebensmittel ist aber auch etwas auf der Strecke geblieben, was früher einen besonderen Reiz ausmachte: Lebensmittel als Gefühlserinnerung. Wer denkt nicht zurück an die

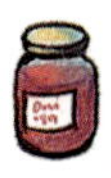



Weihnachtsplätzchen nach den alten Rezepten der Großmutter, an das uralte Familienrezept für den Christstollen oder die Rezeptur für die Marmelade aus selbst gesuchten Brombeeren. Unnötig, darüber zu streiten, ob diese Rezepte wirklich die Krönung der Sensorik waren, aber sie schmeckten. Sie ließen Erinnerungen wachwerden und erfüllten damit eine Funktion, die heute kaum ein Standardlebensmittel aus dem Supermarkt erfüllen kann. Manch Fernreisender mag schon erlebt haben, wie ein deutsches Gericht die Nähe und die Erinnerung an das Zuhause auf den Teller zaubert. Essen stillt nicht nur den Hunger, Essen kann auch Gefühle und Erinnerungen wecken. Doch das gelingt nur, wenn sie durch häufige Eßerfahrung herausgebildet wurden.

Das standardisierte Essen des Schlaraffenlandes, in dem ein Hamburger in Tokio genauso aussieht und schmeckt wie der in Buenos Aires, vermag diese emotionale Funktion kaum zu erfüllen. Die internationale Küche ist ebenso standardisiert wie die Angebote der Systemgastronomie. Damit wird das Essen zwar zu einer „sicheren" Angelegenheit, weil jeder weiß, was der Kellner gleich bringt, aber die gefühlsmäßige Bindung ist verlorengegangen.

Daher wundert es nicht, daß in der Gastronomie wieder die Besinnung auf die regionale Küche einsetzt. Und die von uns über Fast Food befragten Jugendlichen waren sich mehrheitlich einig, daß ein „richtig gutes Essen" in der unterkühlten Standardatmosphäre der Kettenrestaurants nicht gelingt. Dazu gehöre eine Tischdecke und eine Kerze, war immer wieder zu hören. Fraglich bleibt, ob dieser Trend anhält oder ob die kommenden Generationen die neue Eßumwelt einfach so hinnehmen,

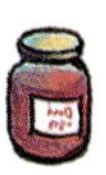

wie sie ist, weil sie anderes nicht mehr kennen. Es wird auf die Eltern ankommen und darauf, welchen Gestaltungsrahmen sie dem gemeinsamen Essen mit ihren Kindern geben. Essen ist schließlich gelernt.

## Die Sonne scheint nur bei leerem Teller

Von den Großeltern, die täglich ihre Nahrung suchen mußten, war schon die Rede. Sie entwickelten wahre Meisterschaft darin, mit der Kargheit zu leben und dennoch nicht zu verhungern. In dieses Trainingsprogramm der Eßnot bezogen sie ihre Kinder natürlich mit ein. Mit Überredungskunst, Lob und Tadel, mit lustigen Geschichten über die Sonne, die nur scheint, wenn der Teller leer gegessen ist, machten sie ihren Kindern das Essen schmackhaft. Um nicht zu verhungern, mußte natürlich das gegessen werden, was auf den Tisch kam. Mangels Auswahl und ohne Kühlschränke war jeder Rest kostbar, wenn er nicht gegessen wurde und daher verdarb. Die Knappheit rechtfertigte auch, an Festtagen einmal so richtig zu schlemmen, wenn die Vorräte dies zuließen.

Mit Erfolg haben unsere Vorfahren das Notzeitmanagement beherrscht. Ihre Kinder erhielten ein solides Training, um es wiederum an ihre Kinder weiterzugeben. Das macht solange Sinn, wie Schmalhans Küchenmeister ist. Übrigens: der menschliche Organismus wurde Hunderte von Jahren ebenfalls unter Nahrungsnot trainiert. Die vielen übergewichtigen Menschen beweisen eindrucksvoll, daß auch der Körper mit Überfluß schnell überfordert ist. Nie konnte er sich in der Evolu-

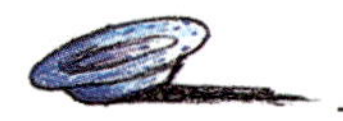



tion darauf einstellen. Bei den vielen Diäten, die im Grunde freiwillige Hungersnöte im Schlaraffenland sind, erinnert sich der Organismus sehr rasch an sein Mangeltraining und spart Energie, so daß das Gewicht nach einer anfänglichen Abnahme (Wasserverluste) häufig stillsteht. Auf der anderen Seite beweisen exakte Messungen des Energieumsatzes, daß dieser „Spareffekt" nicht so stark ist, wie manche Menschen vermuten. Häufig muß der „Spareffekt" auch als Ausrede herhalten, wenn langfristig nicht nachhaltig abgenommen wird.

Es ist unschwer vorzustellen, wie ein Kind essen lernt, wenn die Eltern nach dem Mangeltraining, das sie selbst erlernt haben, vorgehen. Immerhin, noch vor zehn Jahren erschien es 35 % der Mütter sinnvoll, daß ihre Kinder lernen, den Teller leer zu essen. Knapp 80 % sahen es als richtig an, daß Kinder lernen, „das zu essen, was auf den Tisch kommt". Neuere Zahlen sind nicht bekannt. Es ist aber wahrscheinlich, daß sich immer mehr Mütter, und natürlich auch Väter, von diesem Mangeltraining abwenden. Ganz einfach deshalb, weil sie selbst die Zeit der „Nahrungssuche" nicht mehr erlebt haben und davon bestenfalls noch aus Erzählungen wissen. Die Mütter und Väter von heute sind bereits mit dem Supermarkt groß geworden und kennen die Mangelzeit nur noch aus Bildern und Erzählungen.

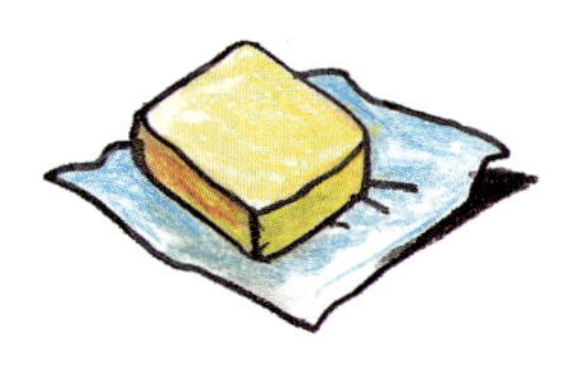

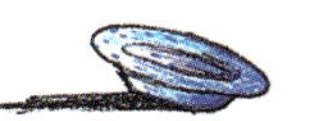

## Die moderne Strategie fürs Essen

Die entscheidene Frage ist also gestellt: Was, wenn kein Mangeltraining, ist die richtige Strategie im Schlaraffenland?

Das typische Kennzeichen der modernen Eßsituation in den westlichen Industrienationen ist das überbordende Angebot. In der Bundesrepublik gibt es ca. 230.000 verschiedene Lebensmittelspezialitäten. Davon hält ein gut sortierter Supermarkt allein 6.000 bis 10.000 Lebensmittel vorrätig. Viele Lebensmittel sind preiswert wie nie zuvor. Zucker und Salz, in vergangenen Jahrhunderten gegen Gold aufgewogen, werden heutzutage im Restaurant kostenlos dazugereicht. Exotische Früchte, deren Namen man kaum kennt, liegen ebenso in den Regalen, wie Spargel, Erdbeeren und Bananen das ganze Jahr über. Von „suchen" kann keine Rede mehr sein – darf keine Rede mehr sein!

Der Mensch im Schlaraffenland muß sich ständig entscheiden. Dieser Entscheidung kann er sich nicht entziehen, sie wird permanent verlangt. Das moderne Eßverhalten ist also eine fortgesetzte Entscheidung *für* (und vor allem) *gegen* Lebensmittel. Um uns entscheiden zu können, brauchen wir Entscheidungskriterien. Aber genau die benötigen unsere Kinder auch. Diese Entscheidungskriterien sind wie ein Kompaß, um den Weg durch den Überfluß der Supermärkte zu finden. Spannend und auch etwas kompliziert wird diese Angelegenheit mit den Entscheidungskriterien dadurch, daß wir alle unsere Entscheidungskriterien haben, ohne daß sie uns immer klar bewußt sind. Auch Kinder haben ihre Entscheidungskriterien, aber auch sie werden nicht klar

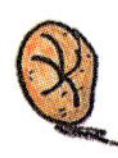



antworten können, wenn sie gefragt werden. Eines ist jedenfalls gewiß: die Entscheidungskriterien – wir können sie auch „Motive“ nennen – werden uns nicht in die Wiege gelegt, sondern sie werden gelernt. So unvermittelt die Frage jetzt auftaucht, versuchen Sie für sich einmal eine Antwort darauf zu geben: „Warum essen Sie das, was Sie essen?“ Was sind Ihre Eßmotive?

## Testen Sie Ihre Eßmotive

Als erstes Motiv fällt Ihnen natürlich ein: *Weil es schmeckt!* Das Motiv wird immer sofort genannt, obschon es bei vielen Menschen nicht einmal das Hauptmotiv ist. Haben Sie nicht kürzlich auch etwas gegessen, was Ihnen nicht besonders schmeckte? Im Gegensatz zu Kindern essen Erwachsene viel häufiger aus anderen Motiven. Ein kluger Kollege hat einmal gesagt, daß die beste Maßnahme gegen das Übergewicht wäre, die Menschen zu anspruchsvollen Feinschmeckern zu erziehen. Wer wirklich nur noch ißt, was toll schmeckt, wird kaum zuviel essen!

Sicher, manchmal ist es auch der „Hunger“ (wirklich?), der uns essen läßt. Doch viele andere Motive spielen eine große Rolle. Testen Sie sich, denn erst, wenn Sie Ihre eigenen Motive kennen, können Sie erahnen, welche Motive Sie ihrem Kind vorleben.

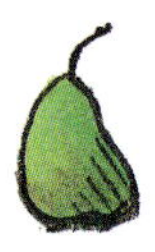

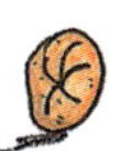

## Motive für die Lebensmittelwahl

*Geschmackserlebnis*
(Erdbeeren mit Schlagsahne sind der höchste Genuß)

*Hungergefühl*
(ich habe einfach Hunger/ich muß das jetzt essen)

*ökonomische Faktoren*
(das ist im Sonderangebot, das kaufe ich)

*kulturelle Einflüsse*
(morgens Brötchen mit Kaffee)

*traditionelle Einflüsse*
(Omas Plätzchen zu Weihnachten)

*Gewohnheiten*
(Ich esse immer eine Suppe vor der Mahlzeit)

*„Hunger" der Seele*
(ein Stück Kuchen in Streßsituationen)

*soziales Motiv*
(bei Fondue läßt es sich gut unterhalten)

*Prestige*
(die Schulzes laden wir zu Hummer ein)

*Angebot*
(man ißt das Kantinenessen, weil es dies gerade gibt)

*Gesundheit*
(soll gesund sein, also esse ich das)

*Fitness*
(soll gut fürs Joggen sein)

*Schönheit*
(halte Diät, um schlank zu bleiben)

*Verträglichkeit*
(Grünkohl esse ich nicht, vertrage ich nicht)

*Neugier*
(mal sehen, wie das schmeckt)

*Angst vor Schaden*
(esse ich nicht mehr, weil da Schadstoffe drin sind)

*pädagogische Überlegungen*
(wenn du Schularbeiten machst, bekommst du ein Bonbon)

*Krankheitserfordernisse*
(Zucker darf ich nicht essen, wegen meines Diabetes)

*Magische Wünsche*
(Sellerie esse ich für die Potenz)

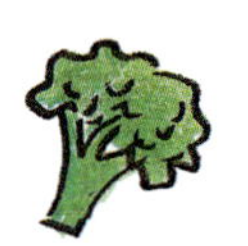

*Tip aus der Sensationspresse*
(Ananasenzyme zum Abnehmen)

Ihre Motive haben große Chancen, auch die Motive Ihres Kindes zu werden. Vielleicht sind sie es schon geworden.

## Essen und das Gesundheitsmotiv

Wichtig erscheint an dieser Stelle ein Exkurs über das „Gesundheitsmotiv“, denn genau das ist das Motiv, das in der täglichen Auseinandersetzung der Eltern mit dem

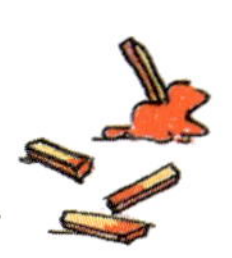

Eßverhalten ihrer Kinder eine große Rolle spielt, obschon es im Eßverhalten der Erwachsenen eine eher untergeordnete Rolle spielt. In gewisser Weise sind viele Eltern wie Ernährungsberater/innen, die während ihrer Beratungsarbeit so tun, als dürfe es keinen Grund fürs Essen geben außer Gesundheit. Dabei gehen Ernährungsberater/innen durchaus auch gerne essen, und in vielen Seminaren habe ich festgestellt, daß ihnen selbst nicht sofort die Gesundheit einfällt, wenn man sie fragt, warum sie denn essen.

Ich möchte erläutern, warum Kinder so schwer für die Gesundheit zu motivieren sind, auch wenn ihre Mütter und Väter so hartnäckig darauf pochen – ohne selbst danach zu kochen.

Gesunde Kinder erleben diesen Zustand der Gesundheit als völlig normal. Eine Grippe oder eine Verletzung ist etwas, das über sie kommt. Bei der Grippe fehlt ihnen die Vorstellungskraft, wie sie durch ein unsichtbares Virus krank werden können. Wenn sie sich mit dem Messer schneiden, dann ist das Messer „böse“ und die Hochachtung vor diesem Gerät steigt. Hier gelingt die Zuordnung zwischen Ursache und Wirkung. Sie gelingt vor allem, weil Ursache und Wirkung überraschend schnell, aber dadurch erkennbar deutlich aufeinanderfolgen.

Zucker aber fördert Karies ungleich langsamer, als der falsche Umgang mit dem Messer wehtut. Auch eine Portion Pommes „rot-weiß“, der nachgesagt wird, daß sie dick mache, spielt dieses Ergebnis offenkundig nicht ein. In einer Untersuchung über kindliche Einstellungen zu Lebensmitteln gestand im vertrauten Gespräch ein Sechsjähriger, der Schokolade in das Fach „macht dick“ einsortiert hatte, daß dieses eigentlich gar nicht stimme.

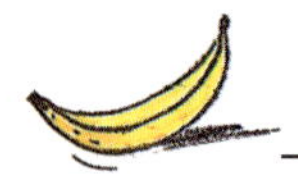



Seine Eltern und Lehrer würden das zwar behaupten, doch habe er selbst bereits mehrere Tafeln Schokolade gegessen und sei nicht dick geworden.

Im kindlichen Erfahrungshorizont haben nur Tatsachen Realität, die selbst beobachtet werden können. Wenn Bonbons Karies machen, dann können Kinder diesen Satz auswendig lernen, aber die Wirkung nach einigem Bonbonlutschen beweist ihnen in ihrer realen kindlichen Welt das Gegenteil dieser Behauptung. Auch die gelobten Vorzüge des so eisenhaltigen Spinats können Kinder nicht (Erwachsene aber auch nicht) nachvollziehen. Ein Grundschulkind würde psychologisch nicht normal reagieren, wenn es fortgesetzt bei seiner Essensauswahl ein Motiv aktivieren würde, das für sein Erleben überhaupt keine Rolle spielt. Vor allem, weil das Kind selbst die Bedeutung dieses Gesundheitsmotivs nicht erkennen kann.

Es scheint an dieser Stelle klar: „Iß das, damit du gesund bleibst!“ ist ein gut gemeinter Elterntip, der vom Kind nur befolgt wird (oder auch nicht), weil die Eltern dies so wollen. Nicht aber, weil der Inhalt der Empfehlung nachvollzogen werden kann. Unter uns: Erwachsene sind in dieser Hinsicht auch nicht viel anders als ihre Kinder!

Da die Kinder des Schlaraffenlandes zahlreiche Eßmotive entwickeln können, die sich von der biologischen Funktion der Nahrungsaufnahme weit entfernt haben, ist es natürlich zweckmäßig, immer wieder daran zu erinnern, daß die Ernährung für den Körper wichtige Funktionen zu erfüllen hat. Doch wie gelingt es, Kindern klar zu machen, daß Vitamine und Mineralstoffe lebensnotwendig sind, daß der Organismus Kalzium

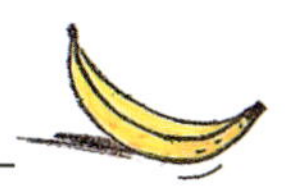

braucht, um ein stabiles Knochenwachstum zu ermöglichen, daß Kinder durch ihr Essen die Grundlage für ihre zukünftige Gesundheit festlegen? Diese Argumente sind für Kinder schwer oder gar nicht zu verstehen, zumal es ihnen noch nahezu unmöglich ist, den Zukunftsbezug wirklich zu begreifen.

## Gibt's die: gesunde und ungesunde Lebensmittel?

Viele Eltern vermitteln ihren Kindern daher einfache Attribute, die mit bestimmten Lebensmitteln fest verknüpft werden. Das ist nicht einmal besonders schwer, da diese Verkopplung von Gesundheit mit Lebensmitteln auch den Erwachsenen von der Ernährungsaufklärung vermittelt wurde. So wird von Mutter und Vater, aber auch von den Lehrern nur weitergegeben, was man selbst zur eigenen Orientierung bereits gelernt hat. Jeder Erwachsene kann unschwer das Lebensmittelangebot eines Supermarktes in „gesunde“ und „ungesunde“ Lebensmittel einteilen.
So gelten Bonbons, Cola, Hamburger, Schokolade, Kuchen, fettes Fleisch und Weißbrot in der Bevölkerung ziemlich übereinstimmend als „ungesund“, während Gemüse, Obst und Milch von der Mehrheit als „gesund“ eingestuft werden. Nach diesem Einteilungsmuster lernen auch Kinder die Lebensmittelvielfalt zu sortieren, wobei zusätzliche Attribute wie „macht stark“ oder „macht dick“ zum besseren Verständnis angefügt werden.

In einer bundesweiten Studie mit 2900 Familien wurde der Lernerfolg dieser Ernährungserziehung bei

Kindern zwischen 3 und 16 Jahren überprüft. Es ist erstaunlich, wie einheitlich deutsche Kinder Nahrungsmittel in bestimmte Gruppen einsortieren. Den Kindern wurden kleine Kärtchen mit farbigen Fotos, die die unterschiedlichsten Lebensmittel darstellten, in die Hand gegeben mit der Bitte, alle die Lebensmittel in einen Kasten zu werfen, die „stark machen". Im nächsten Durchgang sollten alle Lebensmittel aussortiert werden, die „dick machen". Schließlich wurde noch nach „gesunden Lebensmitteln" sortiert, und zum Schluß kamen alle die Lebensmittel in einen Kasten, die die Kinder nach eigenem Bekunden „sehr gerne" essen.

| Gruppe 1 | Gruppe 2 | Gruppe 3 | Gruppe 4 |
|---|---|---|---|
| wenig dick machend; macht stark; gesund; nicht beliebt | nicht dick machend; macht sehr stark; sehr gesund; beliebt | wenig dick machend; macht stark; gesund; beliebt | sehr dick machend; macht nicht stark; nicht gesund; sehr beliebt |
| Vollkornsuppe<br>Nudelsuppe<br>Kartoffeln<br>Graubrot<br>Wurst<br>Tomaten<br>Käse<br>Kotelett | Kakao<br>Vollmilch<br>Möhren<br>Erbsen<br>Banane<br>Ei<br>Salat<br>Orange<br>Birne<br>Apfel | Nußnougat-creme<br>Currywurst<br>Fischstäbchen<br>Hähnchen<br>Spaghetti<br>Brötchen | Pudding<br>Bonbons<br>Hamburger<br>Cola<br>Schokoriegel<br>Konfitüre<br>Salzgebäck<br>Schokolade |

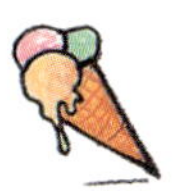

So konnte gezeigt werden, daß über alle Altersgruppen (ab 6 Jahre) hinweg sehr klare und eindeutige Lebensmittelgruppierungen vorhanden sind. Vier Gruppen stellten sich als besonders einheitlich heraus.

Diese Untersuchung muß nachdenklich stimmen. Offenbar lernen Kinder schon in den ersten Jahren, Lebensmittel nach „gesund“, „macht stark“ und „macht dick“ einzuschätzen, jedoch ohne daß dieses Wissen ihr Eßverhalten nachhaltig beeinflußt. Nachdenklich muß stimmen, daß gerade die Lebensmittel der vierten Gruppe, die mit den Attributen „macht dick“ und „ungesund“ belegt werden, zu den kindlichen Geschmacksfavoriten zählen. Ein Belegen mit dem Begriff „ungesund“ ändert offenbar nichts an der Vorliebe für ein solches Lebensmittel. Ja, es drängt sich der erste Verdacht auf, daß möglicherweise eine einfache Schwarz-Weiß-Klassifizierung der Lebensmittel nach „gut“ und „böse“ eine Rückwirkung auf kindliche Geschmacksvorlieben hat. Im Laufe unserer Erörterungen über die Lernvorgänge hatten wir schon festgestelt, daß die Vorlieben für Cola, Hamburger oder Chips den Kindern nicht in die Wiege gelegt sind. Also lohnt es, nach Bedingungen und Einflußfaktoren zu suchen, die die Geschmacksvorlieben der deutschen Kinder so einheitlich gestalten.

## Kinder lernen die Unlogik der Erwachsenen

Zunächst stellt sich die Frage, ob die Einteilung nach „gesunden“ und „ungesunden“ Lebensmitteln überhaupt eine Orientierungshilfe darstellt. Bei genauerer Betrachtung wird man zugeben müssen, daß es bei dieser

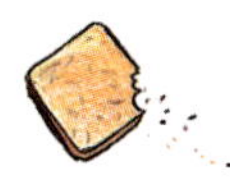



Einteilung nicht streng logisch zugeht, denn was genau heißt das eigentlich, wenn ein Lebensmittel „ungesund" oder „gesund" ist. Offenbar ist der Begriff „gesund" auf Lebensmittel überhaupt nicht anwendbar, denn Lebensmittel sind, im Gegensatz zum Menschen, weder gesund noch krank. Lebensmittel machen auch weder dick noch stark. Selbst Fett macht nicht in jedem Falle fett. Dazu müssen schon gehörige Portionen fetthaltiger Lebensmittel über eine längere Zeit gegessen werden.

„Ungesunde" Lebensmittel, gäbe es sie denn, wären nach dem deutschen Lebensmittelgesetz nicht einmal – wie es dort heißt – *verkehrsfähig*. Indem wir also den Kindern die Lebensmittelwelt mit solcherlei Orientierungshilfen strukturieren wollen, greifen wir auf ein Ordnungssystem zurück, das im Grunde wenig Sinn macht. Ja, schlimmer noch: die tägliche Praxis läßt die Kinder erfahren, daß diese Lebensmitteleigenschaften nicht zutreffen. Wer ein „ungesundes" Lebensmittel ißt, wird nicht gleich krank. Wer das „starke Vollkornbrot" ißt, setzt keine Muskeln an. Wer eine Tafel Schokolade vernascht, wird nicht übergewichtig.

Was als Orientierungshilfe gut gedacht war, bleibt für die Kinder nicht nachvollziehbar. Es bleibt angelerntes Wissen, dem die alltägliche Erfahrung permanent widerspricht. Wir erinnern uns an den sechsjährigen Jungen, der in der Familienstudie heimlich zugegeben hat, daß er das mit der Schokolade und dem Dickwerden nicht glaubt.

In einer neueren Studie mit Schülern in Niedersachsen haben wir festgestellt, wie Kinder den Zusammenhang zwischen „ungesunder" Ernährung und ihren Folgen einschätzen. Die meisten vermuten, daß in Wochen-,

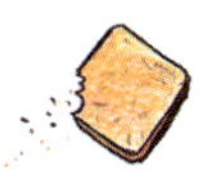

spätestens aber in Monatsfrist die schädlichen Folgen auftauchen. Das ist eine vertrackte Meinung, denn selbstverständlich verspürt man in solch kurzer Zeit nichts, auch wenn man sich unausgewogen und wenig vollwertig ernährt. Die Beschwerden und Risikofaktoren folgen Jahre, ja sogar Jahrzehnte später. Was liegt nun näher für die Kinder, als den Beweis für ihre richtige Ernährung zu haben, wenn sie ein paar Wochen lang gesund bleiben. Ich esse, wie ich esse, und bleibe gesund – also ist das Essen gesund!

„Aber an der Einteilung in ‚gesunde' und ‚ungesunde' Lebensmittel ist doch ein wahrer Kern", werden Sie jetzt einwenden. „Die Bezeichnung gesund und ungesund wird doch nur im übertragenen Sinne gebraucht." Natürlich stimmt es, daß ein Kind, das sich nur von Cola und Chips ernährt, nicht gesund bleiben kann. Also sind Cola und Chips doch ungesund. Ich halte dagegen: Wenn wir unseren Kindern immer wieder klarmachen, daß Cola und Chips ungesund sind, dann müssen wir auch konsequent dafür einstehen, daß diese „ungesunden Lebensmittel" nicht konsumiert werden. Das ist freilich im Schlaraffenland eine nahezu unlösbare Aufgabe. Zudem würde ein strenges Verbot von Cola und Chips diese Lebensmittel unnötig attraktiv machen.

## Nur die Muttermilch ist vollwertig

Eine vollwertige Ernährung kann nur in ihrem Gesamtzusammenhang beurteilt werden. Kein einziges Lebensmittel (von der Muttermilch für Säuglinge einmal abgesehen) ist vollwertig in dem Sinne, daß es alle

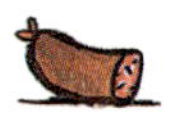



lebenswichtigen Nährstoffe in der erforderlichen Menge liefert. Daher müssen verschiedene Lebensmittel kombiniert werden, so daß „unter dem Strich“ die richtige Dosierung an Vitaminen, Mineral- und Ballaststoffen, Fett, Kohlenhydraten und Eiweißen herauskommt. Mit dem Nährstoffschlüssel werden wir diesen Sachverhalt veranschaulichen (s. Kapitel III und Anhang, Seite 153 ff.).

Die entscheidenden Begriffe für eine vollwertige Ernährung sind also nicht die „gesunden“ und „ungesunden“ Lebensmittel, sondern allein die Kombination von Lebensmitteln und die Nährstoffmenge. Drei Liter *gesunde* Milch pro Tag sind – so gesehen – sicher *ungesünder* als ein Riegel *ungesunder* Schokolade. Milch hat vergleichsweise viel Fett (52 % ihrer Kalorien stammen von Fett), aber ihr Kalziumgehalt ist unschlagbar. Brot hat viel Ballaststoffe, aber wenig Eisen und Kalzium. Käse dagegen liefert Kalzium, Wurst hat viel Eisen. Käse und Wurst bringen aber keine Ballaststoffe. Also ist das Käse- bzw. Wurstbrot eine sehr gute Kombination. Fleisch ergänzt sich mit einer großen Portion Kartoffeln und Gemüse zu einer idealen Kombination. Der Hamburger, kombiniert mit einem Salat und einem Glas Buttermilch, ist ein fast perfekter Imbiß.

Damit ist ein Grundprinzip beschrieben, das manche Konflikte in der Ernährungserziehung entschärfen kann. So gesehen sind Bonbons wie Kartoffeln, Hamburger wie Spaghetti, Obst wie Milch, Schokolade wie Cola. Alles sind Lebensmittel, die in den richtigen Mengen ihre Funktion haben. Dabei – zugegeben – überwiegt bei der einen Gruppe der *Ernährungsaspekt*, bei der anderen Gruppe der *Genußaspekt*. Beides zusammengenommen ist aber das, was wir umgangssprachlich mit dem Begriff

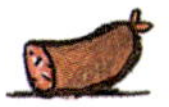

„Essen“ beschreiben. Essen ist mehr als Ernährung. Aber Essen ist auch mehr als nur Genuß.

> **Der einfache Grundsatz:**
>
> Es ist verboten, Kindern ein Lebensmittel zu verbieten. Essen darf das Kind alles. Es kommt jedoch auf die **Menge** und die **Kombination** an.

## Hilfe, die als Eßfalle wirkt

„Also, ab morgen esse ich nichts Süßes mehr.“ Den meisten Erwachsenen ist dieser oder ein ähnlicher Vorsatz nur zu gut bekannt. Sie alle entspringen einer gewissen Hilflosigkeit, um sein eigenes Eßverhalten besser in den Griff zu bekommen. Diese sich selbst auferlegten Schranken arbeiten alle nach einem Grundmuster. Es wird ein rigoroses und absolutes Verbot formuliert, womit die Hoffnung verbunden wird, daß dieses Verhaltensverbot auch in die Tat umgesetzt werden kann. Meist gelingt es nur kurze Zeit, sich an seine selbst auferlegte Verbotsregel zu halten. Es ist paradox, daß die meisten Eltern diese Erfahrungen selbst wiederholt gemacht haben und dennoch versuchen, ihrem Kind mit solchen oder ähnlichen „Regeln“ helfen zu wollen. Rigorose Verbote sind nicht nur wirkungslos, sie können sogar zu sich aufschaukelnden Eßproblemen führen.

Da hiermit ein wichtiges Prinzip der Ernährungserziehung berührt wird, soll der Hintergrund ein wenig

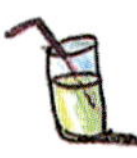



psychologisch beleuchtet werden. Für die Verhaltensprägung ist von besonderer Bedeutung, daß positive Erfahrungen das Verhalten stabilisieren, während negative Erfahrungen ein Verhalten destabilisieren. Das trifft genau den Sachverhalt, den jede Mutter und jeder Vater ganz intuitiv nutzt, wenn das Kind gelobt oder getadelt wird. Wenn man also sich oder seinem Kind helfen will, dann wird man dafür sorgen müssen, daß der Ratschlag auch ohne große Schwierigkeiten realisiert werden kann. Nur dieses positive Ergebnis führt zu einem Erfolgsgefühl und stabilisiert das Verhalten, das man sich gewünscht hat.

So einleuchtend diese Beschreibung auch sein mag, in der Realität wird viel zu oft ein anderer Weg beschritten, der zu Mißerfolg führt und damit nicht verhaltenswirksam ist. Das Ziel wird auf 100 % gesetzt, und dann reicht es bereits aus, daß nur 1 % von dem Ziel abgewichen wird, um alles in einem Mißerfolg enden zu lassen. Der rigide Vorsatz „Ab jetzt nichts Süßes mehr“ programmiert unausweichlich Mißerfolg, denn der tritt bereits ein, wenn nur ein Stückchen Schokolade oder ein Bonbon genascht werden. Es gibt keine Möglichkeit der Korrektur. Der gesamte Vorsatz ist zusammengebrochen. Viele Studien mit erwachsenen Personen haben gezeigt, daß hier eine ernstzunehmende Quelle für permanente Eßprobleme sprudelt – ohne daß die Menschen selbst dies bewußt erkennen.

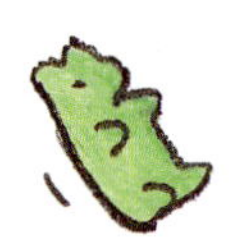

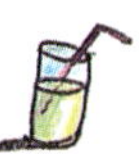

## Entdeckung in Toronto

Ins psychologische Institut der Universität Toronto wurden Testpersonen eingeladen, die vor dem Experiment mit einem Milchshake begrüßt wurden. Das eigentliche Experiment startete danach: Die Testpersonen sollten verschiedene Sorten Eiscreme essen und dann beurteilen, wie gut es ihnen geschmeckt hat. Sie konnten dabei soviel probieren, wie sie selbst wollten. Einige Testpersonen waren „gezügelte Esser", die ihre Kalorienaufnahme sehr beobachteten, andere zählten eher zu den spontanen Essern, die nicht so genau darauf achten, wieviel sie essen. Erwartet wurde, daß die „gezügelten" Esser natürlich weniger Eiscreme nahmen, um ihre schlanke Linie nicht zu gefährden. Doch das Versuchsergebnis war überraschend genau umgekehrt. Die spontanen Esser konsumierten weniger Eiscreme. Als man den Versuch wiederholte und den Begrüßungsmilchshake ausfallen ließ, reagierten die Versuchspersonen anders, nämlich ihrem „Typ" entsprechend. Wie ist das zu erklären? Ganz einfach, denn nach dem Milchshake dachten sich die gezügelten Esser „Der Tag ist doch nicht mehr zu retten." Sie waren bereits jenseits ihrer Kaloriengrenze und dachten: „Dann ist es auch egal." Dieses Experiment zeigte zum ersten Mal, was passiert, wenn eine zu strenge, selbst gesetzte Grenze durchbrochen wird. Dann bricht das Kontrollsystem zusammen!

## Rigide Verbote programmieren Probleme

Psychologen nennen solche Verhaltensvorschriften „rigide“, weil sie strikt und ohne jeden Ausweg ein ganz bestimmtes Verhalten programmieren wollen. Rigide Vorsätze kleiden sich in Worte wie „nie“, „100 %“, „immer“ oder „grundsätzlich“. In dem Moment, in dem der Mensch einen solchen Vorsatz faßt, glaubt er, sich zu helfen. Er hofft, daß er damit sein Verhalten in die richtige Bahn zwingen kann. Nur gerade beim Eßverhalten kommt ihm das Angebot des Schlaraffenlandes unverhofft, aber mit Garantie dazwischen. Jetzt reicht ein an sich völlig bedeutungsloses Ereignis in Form eines Gummibärchens, das ein netter Mitmensch anbietet, um sich sagen zu müssen (können?): „Jetzt ist es auch egal.“

Die Erfahrung des Mißerfolgs setzt alle Versuche der Selbststeuerung außer Kraft, schwächt das Selbstwertgefühl und führt nicht selten zu einem Nachholbedarf. Jetzt wird gerade das in größerer Menge konsumiert, was der Vorsatz so total und rigide verbieten wollte. Der Mißerfolg, häufig auch als schuldhaftes Versagen erlebt, wird „repariert“, in dem der nächste rigide Vorsatz in den Kopf gesetzt wird: „Ab morgen...“. Die Einteilung der Lebensmittel in „gesunde“ und „ungesunde“ erinnert fatal an diese rigiden Verhaltensvorschriften. Wenn man sich überlegt, daß die meisten Lebensmittel, die Kinder wie Erwachsene essen, als „ungesund“ bezeichnet werden, dann kann es auf diese Weise kaum zu einer wirklichen Verhaltensstabilität kommen. Permanent wird erlebt, wie gegen den Vorsatz oder die Regel verstoßen wird. Und jeder Verstoß läßt zudem die Alibi-Funktion erwachen: „Jetzt ist es sowieso egal.“

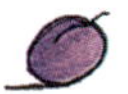

## Schlaraffenland fordert flexible Grenzen

Im Unterschied zu diesen rigiden Verhaltensvorschriften haben sich flexible Vorsätze als wesentlich „haltbarer“ im wahrsten Sinne des Wortes erwiesen. Das entscheidende Kennzeichen von flexiblen Verhaltensregeln ist, daß nicht eine Nichtigkeit wie ein Stückchen Schokolade sie total außer Kraft setzen können. Da ein einziges Bonbon ebenso wenig wie ein Schluck Cola eine vollwertige Ernährung zunichte macht, planen flexible Regeln bestimmte Mengen der begehrten Lebensmittel ein. Sie zielen nicht auf 100 %, zementieren den Vorsatz nicht durch „nie“ oder „immer“. Eine flexible Verhaltenssteuerung beherzigt den Grundsatz vollwertiger Ernährung, der die Kombination von Lebensmitteln und deren Menge in den Vordergrund stellt. Eine Tafel Schokolade für eine Woche, das ist zum Beispiel eine flexible Vornahme. Jetzt gelingt es dem einen Stückchen Schokolade, das vernascht wird, nicht mehr, den Mißerfolg zu programmieren und dann die ganze Tafel auf einmal aufzuessen.

Diese Erkenntnisse, die in den letzten Jahren vor allem an Erwachsenen gewonnen wurden, die Figur- und Eßprobleme haben, weisen auch für die Erziehung der Kinder einen neuen Weg. Je stärker die rigide Verhaltenssteuerung bei Personen ausgeprägt war, umso höher zeichnete sich eine Störbarkeit ihres Eßverhaltens ab. Patientinnen, die an der Eß-Brech-Sucht leiden, haben eine extrem rigide Verhaltenskontrolle, die regelmäßig in den Freßattacken zusammenbricht und so einen wahren Teufelskreis heraufbeschwört.

## Rigide Vorgaben schüren Konflikte

Diese Überlegungen sind so neu, daß es sich lohnen mag, ein wenig weiter darüber nachzudenken. Offenbar stellt die Überflußsituation die Menschen vor völlig neuartige, ungewohnte Probleme, für die keine erprobten Verhaltensmuster verfügbar sind. Der Rückgriff auf rigide Verhaltenssteuerung versucht vergeblich, einen als verlockend oder verführerisch erkannten Teil des Überflusses einfach auszublenden, so als gäbe es ihn überhaupt nicht.

Indienreisende, die wochenlang weder deutsche Restaurants noch Supermärkte sehen, vermissen nichts. Generationen von Kindern haben Gummibärchen, als sie noch nicht erfunden waren, ebensowenig vermißt. Was aber nach unseren gegenwärtigen Erkenntnissen nicht funktioniert, ist so zu tun, als gäbe es keine Gummibärchen, obschon sie im Laden und im Fernsehen ständig präsent sind. Das Ausblenden eines Teils der Lebensmittel im Kopf entpuppt sich als kaum hilfreiche Strategie, um den Überfluß zu meistern.

Im Gegenteil, das rigide Ausblenden in Gedanken führt letztlich dazu, daß die Gedanken ständig auf die Fährte gesetzt werden. Auch an dieser Stelle wird man wieder daran erinnert, daß die sogenannten „Konfliktlebensmittel“ mit erhöhter Vorliebe bei den Kids gerade jene sind, die häufig in rigide Erziehungsstrategien eingebunden werden. Es wäre zu schön, wenn man einmal ein Experiment planen könnte, in dem Kinder ohne jede Vorgabe und Beeinflussung ihre Speisen im übervollen Supermarkt wählen könnten – sozusagen eine Fortsetzung der Studie von Clara Davis aus dem Jahre 1928.

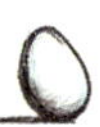

Ich bin mir nicht sicher, ob Cola und Hamburger spontan zu den Top-Favoriten der kindlichen Eßlust würden.

## Manche Kinder mögen Vollkornbrot

Einen Fingerzeig in diese Richtung gab bereits die große deutsche Familienstudie, die schon erwähnt wurde. Eine deutliche Vorliebe für Nußnougatcreme, die doch die meisten Erwachsenen den Kindern pauschal unterstellen, nannte nur eine Minderheit von 47 % der befragten Kinder. 24 % der Kinder gar sprachen sich für Vollkornbrot zum Frühstück aus. Schade, ein Drittel dieser Kinder bekommt kein Vollkornbrot, sondern Toastbrot

| Lebensmittel | % der Kinder, die sich dieses Lebensmittel wünschen | von denen bekommen % dieses Lebensmittel auch |
|---|---|---|
| Graubrot | 29 | 75 |
| Brötchen | 76 | 66 |
| Vollkornbrot | 24 | 68 |
| Müsli | 22 | 43 |
| Gekochtes Ei | 43 | 63 |
| Nußnougatcreme | 47 | 65 |
| Wurst | 43 | 70 |
| Joghurt | 26 | 54 |
| Obst | 29 | 47 |
| Kuchen | 26 | 41 |
| Milch | 31 | 70 |
| Kakao | 49 | 70 |

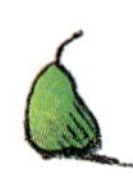



mit Nußnougatcreme. Die kleine Hitliste der kindlichen Vorlieben läßt unschwer erkennen, daß die Spannbreite größer ist, als sich manche Mutter oder mancher Vater vorstellen kann. Das Süßbedürfnis der Kinder wird ganz sicher über- und der Wunsch nach einem Käse- oder Leberwurstbrot unterschätzt.

Mit dem Prinzip der flexiblen Kontrolle, in das man sich zunächst eindenken muß, wird eine konfliktfreiere Ernährungserziehung möglich, weil nicht ständig auch ein nur geringer Verstoß gegen starre Regeln die Kommunikation bestimmt. Flexible Vorgaben bei der Ernährung stärken den Genußaspekt des Essens, steuern mehr Erfolgserlebnisse bei und stabilisieren so ein vollwertiges Ernährungsverhalten.

Eltern allerdings haben es nicht leicht, dieses Grundprinzip der flexiblen Verhaltensvorgabe in die Tat umzusetzen, denn oft genug sind sie gerade selbst dabei, ihr Verhalten mit rigiden Vorgaben zu korrigieren. Gemeinschaftliche Kooperation kann hier helfen, in der Familie das „Abenteuer Schlaraffenland“ zu bestehen, ohne auf die bekannten, aber wenig hilfreichen Strategien der Notzeit zurückzugreifen. Ein bißchen Experiment kann nicht schaden, denn viel ungünstiger und problembeladener, als sich die Erwachsenen heute ernähren, können unsere Kinder später kaum essen.

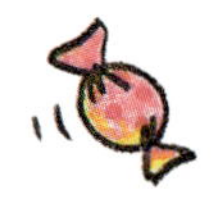

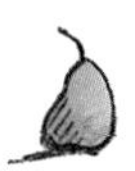

## Darüber wird man nachdenken

Die Entwicklung und die Psychologie des kindlichen Eßverhaltens sind in ihren Grundzügen jetzt dargestellt. Die wesentlichen Punkte sollen nochmals zusammengefaßt werden, um daraus Tips und Hinweise für die Ernährungserziehung abzuleiten.

> Der oberste Grundsatz müßte sein:
> eher abwarten, eher großzügig sein, nicht zu viel beeinflussen wollen, auf Kinder eingehen, auch Essenswünsche erfüllen, Mitspracherecht zulassen – kurz: dem Kind seine Spielräume lassen, damit es sein Eßverhalten nach und nach selbst gestaltet.

Eltern müssen sich in der heutigen Zeit mit der Tatsache auseinandersetzen, daß sie, obwohl sie als Vorbild für ihre Kinder wirken, in aller Regel selbst nicht in allen Punkten ein vorbildliches Eßverhalten haben. Das Ziel kann daher nicht einfach darin bestehen, daß die Kinder später genauso essen wie die Elterngeneration. Das ist ein Konflikt, den wir sehen müssen.

Grundsätzlich können Kinder jedes nur denkbare Eßverhalten und alle nur vorstellbaren Speisenvorlieben lernen. Die multikulturellen Küchen, in denen die Kinder dieser Welt groß werden, beweisen, daß es keinen „von Natur aus“ festgelegten Geschmack oder gar ein charakteristisches Eßverhalten gibt. Wie Kinder lernen zu essen, das hängt allein von ihrer Umwelt ab.

Die Gewöhnung an bestimmte Speisen ist letztendlich eine Frage der Gewohnheit und Erfahrungen (*Mere Exposure Effect*). Doch es kommt entscheidend darauf an,

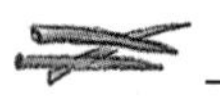



unter welchen Bedingungen die jeweils neue Begegnung mit noch neuen Lebensmitteln, Speisen und Geschmackseindrücken stattfindet. Eltern, aber auch Freunde und Verwandte, geben Speisen eine besondere Wichtigkeit und Bedeutung, wenn sie sie selbst verzehren. Sie sind dann die Modelle, deren Eßgewohnheiten die Kinder imitieren. Da Kinder aber nicht nur immer am gemeinsamen Familientisch essen, sondern auch außerhalb in Kindergarten und Schule, in Fast-Food-Restaurants, bei anderen Familien, ist die Vorbildwirkung der Eltern eingeschränkt. Viele andere Menschen sind ebenfalls Modell, was eine gezielte Beeinflussung erschwert.

Kinder mögen einen klaren, vor allem wiedererkennbaren Geschmack. Dem wollen sie treu bleiben und keine neuen Geschmacksabenteuer eingehen. Hier stößt der Kinderwunsch oft auf Unverständnis der Eltern, die für Abwechslung sorgen möchten. Das kann zu Konflikten führen, und letztendlich verstärkt sich damit für das Kind die Attraktivität seiner geliebten Speise, die ihm nicht ständig gegönnt wird. Ein Eingehen auf die Kinderwünsche würde hier entspannender wirken und langfristig auch dafür sorgen, daß das Kind von sich aus andere Speisen versucht.

In einem Punkt reagieren Kinder wie Erwachsene: was knapp, teuer, nicht alltäglich oder „verboten“ ist, schmeckt besser. Es muß daher immer daran gedacht werden, ob mit rigiden Beschränkungen bestimmter Lebensmittel nicht gerade das Gegenteil, nämlich ein gesteigertes Bedürfnis, erzeugt wird. Das „Gegenhalten“ mit vernünftigen Argumenten, z. B. gegen im Werbefernsehen schmackhaft in Szene gesetzte Süßigkeiten,

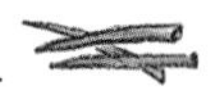

erscheint problematisch. Kinder erleben den Gesundheitsbezug nicht so maßgeblich, als daß er bei ihnen verhaltensbestimmend in die Waagschale fallen würde. Vorteilhafter erscheint, auch solche beworbenen Produkte zuzulassen und dafür mit dem Kind eine Vereinbarung für eine bestimmte Menge pro Zeit (Tag oder Woche) zu treffen, innerhalb derer das Kind selbst entscheiden kann. Dies wäre ein flexibler Umgang, der unter Überflußbedingungen des Schlaraffenlandes besser wirkt als die rigide Beschränkung. Diese wird über kurz oder lang doch verletzt und führt zu dem „Nachholbedarf" nach dem Motto: „Jetzt habe ich dagegen verstoßen, jetzt ist es auch egal."

Psychologisch günstig erscheint auch, dem Kind bestimmte Kombinationen von Lebensmitteln immer wieder aufzuzeigen. Dies jedenfalls stabilisiert ein Verhalten besser als die rigide und in der Sache nicht einmal zutreffende Einteilung in „gesunde" und „ungesunde" Lebensmittel. Nudeln kombiniert mit Salat, Süßigkeiten als Nachtisch für eine Käseklappstulle, ein Stück Obst zusammen mit einem Hamburger. Aber bitte nur als Anregung, nicht als Verpflichtung.

Die Spinatkonflikte seit Generationen beweisen, daß sich das Essen bei Tisch (leider) sehr gut eignet, um Selbstbehauptung zu üben. Das Essen sollte daher Essen bleiben und kein Schauplatz werden, um ganz andere Erziehungsziele durchzusetzen. Belohnung oder Bestrafung mit Lebensmitteln oder deren Entzug sind riskant. Auch süße Trostpflaster können sich später zum Kummerspeck aufplustern.

„Vor vollem Teller ist noch kein Kind verhungert", sicher weiß das jede Mutter, doch tief greift die Beunruhigung, wenn das Kind nicht „richtig durchißt". Wir sahen, daß insbesondere bei jungen Kindern die biologische Steuerung der Nahrungsaufnahme funktioniert. Mit strengen Tischsitten, vorgegebenen Mengen, die aufgegessen werden müssen, mit dem Zwang, zu essen, was auf den Tisch kommt, werden die gut funktionierenden, natürlichen Körperreaktionen gestört. Schließlich muß ein Kind mit dem Essen aufhören, wenn es sich satt fühlt – auch wenn noch Reste auf dem Teller liegen. Es wäre vertrackt, wenn das Kind sein noch intaktes Gespür für die innere Stimme verlöre und sich erst dann satt fühlte, wenn der leere Teller das Signal dazu gibt.

Patentrezepte gibt es nicht. Darum ist Vorsicht angebracht und Nachdenken sehr sinnvoll. Vielleicht erklären Sie Ihrem Kind einmal den Nährstoffschlüssel (s. Kapitel III). Sie können ihn gemeinsam aufmalen, ausschneiden und dann ausprobieren, welche Lebensmittel sich gut kombinieren lassen. Für die Schlüsselbärte, die sich ergänzen, haben Kinder auch ein Auge. Das trainiert, die richtigen Lebensmittelkombinationen zu finden.

Und daß eine richtige, das heißt also vollwertige Ernährung kein Buch mit sieben Siegeln ist, das werden wir im Anschluß besprechen. Je vollwertiger die Basisernährung ist, umso mehr Platz wird geschaffen, um sich auch ein Essen unter Genußmotiv zu leisten.

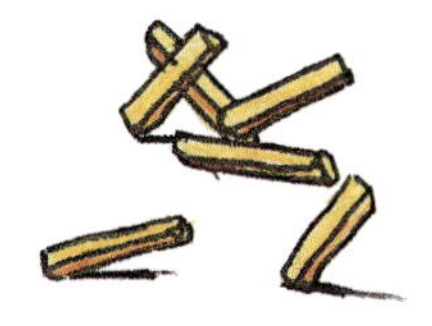

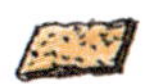

# II
# Nahrung für das Kind

Essen ist eine einfache Selbstverständlichkeit– auch für Kinder, denn der Körper fordert schlichtweg Nahrung und Flüssigkeit an. Die Körpersignale sind unmißverständlich: Hunger und Sättigung. Hunger- und Sättigungsgefühle sind beim Menschen wie die Tankanzeige im Auto. Sie bestimmen, wann wir uns wieder an den Tisch setzen müssen, um „aufzutanken". Sie sagen uns auch, wann der „Tank" voll ist. Doch während der Motor von immer dem gleichen Energiesaft lebt und arbeitet, ist der menschliche Körper auf viel mehr als nur die Nahrungsenergie angewiesen.

## Der Mensch ist kein Auto

Wie das Auto braucht der Mensch natürlich auch Energie, um Arbeit zu leisten. Diese Energie, die im wesentlichen für die Muskelarbeit verbraucht wird, muß häufiger aufgetankt werden, da – insbesondere bei Kindern – die Energietanks nicht sehr groß sind. Daher der Tip, möglichst viele kleine Mahlzeiten zu essen, um ständig frische Energie zur Verfügung zu haben. Gemessen wird die Energiemenge in Kalorien*. Menschen verbrauchen Kalorien, auch wenn sie ganz ruhig im Bett liegen.

* Eigentlich müssen wir von Kilokalorien sprechen, noch richtiger heißt es heute Kilojoule. Doch in der Umgangssprache benutzt man weiterhin die „Kalorie" und meint damit die Energie von einer Kilokalorie bzw. 4,2 Kilojoule.

Schließlich muß der Herzschlag in Gang gehalten werden, auch die Atmung und viele andere Stoffwechselvorgänge.

Diesen Energieverbrauch nennt man auch den Ruheumsatz. Bei Erwachsenen werden dafür ca. 1400 bis 1800 Kalorien benötigt, bei 6- bis 12jährigen Kindern sind ca. 900 bis 1500 Kalorien zu veranschlagen. Das ist das Lebensminimum. Bewegt sich der Mensch, treibt er Sport, strengt er sich körperlich an, dann werden zusätzliche Kalorien benötigt, um diesen Bewegungsumsatz zu leisten. 50 % und mehr des Ruheumsatzes kann der Bewegungsumsatz ausmachen. Alles zusammengenommen benötigen wir also zwischen 2000 und 2700 Kalorien, Tag für Tag. Natürlich gibt es große Schwankungen von Kind zu Kind, von Erwachsenem zu Erwachsenem. Den im Durchschnitt größten Energieverbrauch haben Jugendliche bis zu 18 Jahren.

Die Körpergröße spielt neben dem Wachstum eine Rolle, aber vor allem, wie intensiv wir uns bewegen. Jugendliche, die aktiv Sport treiben, mit dem Fahrrad in die Schule radeln und immer einen Schritt schneller gehen als andere, können im Extremfall 4000 Kalorien und mehr pro Tag verbrennen. Da die individuellen Unterschiede so groß sind, gibt es auch keine Tabellen, um den Kalorienverbrauch für ein bestimmtes Kind ablesen zu können.

So paradox es klingen mag, *Kalorien pur* kann man nicht essen. Sie sind lediglich eine Maßeinheit wie Kilometer oder Kilogramm. Kalorien sind an Nährstoffe gekoppelt oder anders ausgedrückt: bestimmte Nährstoffe können vom Körper zur Energiegewinnung genutzt werden. Drei solcher Nährstoffgruppen gibt es:

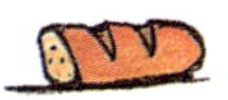

Eiweiß, Fett und Kohlenhydrate. Ihr Brennwert ist unterschiedlich. Eiweiß und Kohlenhydrate bringen pro Gramm jeweils gut 4 Kalorien in den Energietank, während Fett (als Kalorienkönig) mehr als 9 Kalorien einbringt – Gramm für Gramm. Rein rechnerisch liefern Eiweiß, Fett und Kohlenhydrate also scheinbar etwas vergleichbares: Kalorien. Doch wir werden sehen, daß die Kalorien im menschlichen Organismus anders wirken, je nachdem, aus welcher Kalorienquelle sie stammen.

## Nicht nur auf Kalorien achten

„Hauptsache, das Kind bekommt genug Kalorien", diese Feststellung ist eher falsch als richtig. Zum Leben reichen Kalorien alleine nicht aus, denn der Mensch ist eben kein Auto. Wer täglich 600 Gramm Zucker ißt (=2500 Kohlenhydratkalorien), sich 260 Gramm Öl (=2500 Fettkalorien) oder 3200 Gramm Magerquark (=2500 Eiweißkalorien) einverleibt, käme kalorien-rechnerisch über die Runden. Doch uns allen ist klar, daß eine solche Ernährung nicht lange gutgehen kann. Wir werden auch sehen, daß bei solch kraß einseitiger Nahrung die körpereigenen Hunger- und Sättigungssignale durcheinandergeraten, weil der Organismus auf eine solche Nahrung nicht eingestellt ist.

Der Mensch ist ein sehr, sehr kompliziertes biologisches Unternehmen, in dem unzählige Aufgaben und Funktionen auf Dauer perfekt geleistet werden müssen. Ständig erneuern sich Zellen, Blut wird gebildet, Stoffwechselprozesse werden angetrieben, Signale über Au-

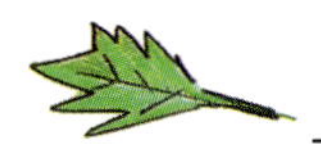



gen, Ohren, Nase, Zunge und Haut empfangen, weitergeleitet, bewertet und verarbeitet. Dieser enorme, teilweise noch nicht in allen Einzelheiten erforschte Leistungsumfang kann nur aufrechterhalten werden, wenn mit der Nahrung eine Fülle von Spezialsubstanzen in den Körper gelangt. Kinder wachsen, es wird mehr Knochenmasse gebildet, die Knochen werden fester und stabiler. Bausubstanz der Knochen ist Kalzium. Woher soll der Organismus nun aber das Kalzium nehmen, wenn es nicht in der Nahrung ist? Der Mensch hat keine zusätzlichen Kalziumvorräte, mit denen er auf die Welt kommt. Zur Blutbildung wird Eisen benötigt. Woher nehmen, wenn kein Eisen in der Nahrung ist? Vitamin C schützt die Zellen. Doch woher nehmen, wenn kein Vitamin C im Essen ist, wie bei den Seefahrern, die schließlich an Skorbut starben?

## Nährstoffe sind nicht austauschbar

Solche Nährstoffe also sind lebensnotwenig, weil der Organismus sie selbst nicht herstellen kann. Aus Öl kann er eben kein Kalzium machen und aus Zucker kein Eisen. Und aus Quark kann er kein Vitamin C gewinnen. Über 40 solcher Spezialstoffe werden benötigt, die in Gruppen zusammengefaßt sind: Vitamine, Mineralstoffe und Spurenelemente. Diese Nährstoffe sind extrem wichtig, sie liefern aber keine Kalorien! Schließlich benötigt ein Mensch noch bestimmte Fettsäuren und Eiweißbausteine, die ebenfalls nicht in Eigenarbeit gefertigt werden können. Und nicht zu vergessen: auch Ballaststoffe werden gebraucht, die früher – völlig ver-

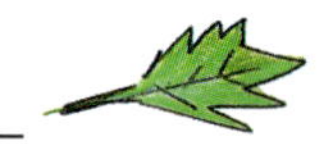

kannt – als unnötiger Ballast angesehen wurden und daher ihren Namen tragen. Ballaststoffe sind unverdauliche Pflanzenfasern, die unter anderem für eine perfekte Verdauung sorgen.

„Einmal tanken, bitte voll!" – so einfach also geht es bei Tisch nicht. Sicher, man kann essen, was zufällig vorhanden ist, und wird satt, weil der Magen voll wird. Doch damit ist überhaupt nicht garantiert, daß der Körper mit allen Spezialstoffen ausreichend versorgt ist. So wird verständlich, daß Kinder, die von der Menge her ordentliche Portionen essen, dennoch fehlernährt sein können. Das gibt es auch: Übergewicht und Mangelernährung.

Eine wichtige Feststellung: das Körpergewicht allein läßt kaum erkennen, ob die Ernährung richtig zusammengestellt ist. Klar, bei extremem Unter- oder Übergewicht liegt es auf der Hand, daß die Ernährung falsch war. Doch das „falsch" bezieht sich gewöhnlich eher auf die Kalorienmenge als auf die lebenswichtigen Nährstoffe.

## Was ist vollwertige Ernährung?

Eine Ernährung, die alles liefert, was der Organismus benötigt, wird eine „vollwertige Ernährung" genannt. Da muß man seinen Blick etwas schärfen, weil im deutschen Sprachraum mit „Vollwert" heillose Verwirrung gestiftet wird. Die sogenannten „Vollwertköstler", die uns Körner, Frischkornbrei und allerlei andere, vor allem „naturbelassene", nicht verarbeitete Lebensmittel andienen wollen, sehen die Ernährung durch eine gefärbte Brille, die alles abwertet, was nicht mehr ursprünglich „Natur“ ist. Diese Sichtweise ist wissenschaftlich unhaltbar, sie ist bestenfalls eine Weltanschauung.

Nur knapp 20 % aus dem großen Angebot der Natur ist für den Menschen genießbar. Daher kann es kein Gütesiegel per se sein, daß ein Lebensmittel „aus der Natur“ stammt. Im Gegenteil, manches wird erst durch Garen genießbar, wie Kartoffeln oder Bohnen. Krankmachende Keime der Rohmilch werden durch Pasteurisieren abgetötet, und Getreideprodukte sind zumeist erst als Backwaren genießbar. Die „Vollwertkost“ nach diesem Muster ist zudem genußfeindlich, sehr rigide in ihren Vorschriften und wenig kinderfreundlich. Bonbons aus weißem Industriezucker, Hamburger aus dem Kettenrestaurant oder ein knuspriges Brötchen aus Weißmehl sind in der Vollwertkost wahre Sündenfälle, die – so wird gedroht – mit Krankheit bestraft werden. Andererseits werden in der „Vollwertkost“ durchaus höhere Fettmengen empfohlen – in Form von vollfetten Milchprodukten, Samen oder Nüssen.

Die vollwertige Ernährung dagegen, wie sie von der Deutschen Gesellschaft für Ernährung seit nunmehr 40 Jahren immer wieder auf der Grundlage ernährungswissenschaftlicher Erkenntnisse empfohlen wird, versorgt den Körper ausreichend mit Nährstoffen, bietet großen Spielraum für Eßgenuß, und wird auch von Kindern ohne große Probleme akzeptiert. Wer meint, sich einen Taschenrechner und Nährwerttabellen kaufen zu müssen, um die über 40 Spezialstoffe im Essen zu berechnen, kann beruhigt werden. Nur auf den ersten Blick scheint eine vollwertige Ernährung kompliziert zu sein.

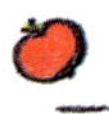

Es ist ein Verdienst der Ernährungswissenschaft, aber auch der Ernährungsmedizin, die Vielfalt der Nährstoffe und ihre richtige Dosierung erforscht zu haben. Schließlich ist es heute möglich, Neugeborene, die von Geburt an einen bestimmten Eiweißbaustein nicht vertragen können (Phenylketonurie, PKU), über Jahrzehnte mit einer künstlich hergestellten Nahrung ohne jede Entwicklungsstörung aufwachsen zu lassen. Früher starben diese Kinder, heute wachsen sie normal auf. Das beweist, wie gut die Forschung die Spezialstoffe und ihre Dosierung erforscht hat. Damit steht die vollwertige Ernährung auch auf den soliden Füßen der naturwissenschaftlichen Erkenntnis.

## Essen ohne Nährstoffmathematik

Jetzt also gilt es, das Versprechen einzulösen, daß Taschenrechner und Nährwerttabellen für eine vollwertige Ernährung überflüssig sind. Zwei Bedingungen kommen uns hilfreich entgegen:

- Erstens präsentiert sich uns in Europa ein überbordendes Schlaraffenland der vollen Supermärkte mit einer Lebensmittelauswahl, die schier unbegrenzt ist. Wer weiß, was er kaufen will, bekommt es. Diesen Vorteil hatten unsere Großeltern nicht. Wer weiß, was vollwertige Ernährung ist, hat keine Probleme. Im modernen Supermarkt ist alles vorhanden.
- Zweitens sind die Nährstoffe, die wir täglich brauchen, nicht nach Zufallsprinzip in den verschiedenen Lebensmitteln verstreut. Bestimmte Lebensmittel-

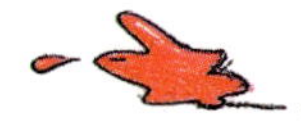



gruppen zeichnen sich durch bestimmte Nährstoffkombinationen aus. Für eine vollwertige Ernährung muß man eigentlich nur einen einzigen Punkt beachten. So einfach ist das, wenngleich die Erklärung dieses Prinzips etwas länger dauert.

## Fett kontra Kohlenhydrate

Zwei Gruppen von Nährstoffen sollten wir unterscheiden: die mit Kalorien und die ohne Kalorien. Kohlenhydrate, Fette und Eiweiße liefern Kalorien, die uns letztlich auch satt machen und von denen wir nicht beliebig viel essen können. Kohlenhydrate sind enthalten in pflanzlichen Lebensmitteln wie Getreideprodukten, Gemüse, Kartoffeln, Nudeln, Reis, Obst und Salat. Für alle diese Kohlenhydrate gilt, daß sie viel Menge auf den Teller bringen, aber vergleichsweise wenig Kalorien mitbringen. Zwei Beispiele: 1 Kilogramm Kartoffeln = 830 Kalorien. 1 Kilogramm Blumenkohl = 210 Kalorien. Ganz anders bei fettreichen Lebensmitteln. Diese sind oft bescheiden in ihrem Ausmaß, aber liefern geballte Kalorien. Beispiele: 100 Gramm (0,1 kg) Butter = 770 Kalorien. 200 Gramm (0,2 kg) Leberwurst = 900 Kalorien. Der Unterschied ist offenkundig. Einen größeren Gegensatz als zwischen Fett und Kohlenhydraten, was ihr Volumen und ihren Energiegehalt angeht, gibt es kaum. Zum Teil liegt das auch daran, daß kohlenhydratreiche Lebensmittel immer eine ordentliche Portion Wasser enthalten.

Diese Erkenntnis über Fett und Kohlenhydrate ist ausschlaggebend. Eine weitere Betrachtung über das

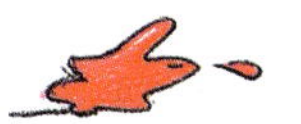

Eiweiß können wir uns bereits sparen, da sich Eiweiß sozusagen „automatisch“ auf den Teller bringt. Eiweiß ist sowohl in pflanzlichen als auch in tierischen Produkten enthalten. Wenn wir das richtige Rezept für Fett und Kohlenhydrate finden, dann müssen wir uns um das Eiweiß keine Sorgen machen. Eiweiß wird dann niemals zu knapp.

## Tausende von Jahren trainiert: Kohlenhydratspeisen

Ein kurzer Rückblick auf die Nahrung unserer Vorfahren läßt schnell erkennen, daß früher Kohlenhydrate die Hauptspeise waren. Getreideprodukte wie Brot, Brei und Suppen, aber auch Gemüse, Rüben, Kartoffeln waren die Grundnahrung. Fleisch, Wurst und Butter gab es an Festtagen und bei den reichen Fürsten und Grafen, die damals schon ernährungsabhängige Krankheiten hatten, denn immer schon galt die Gicht als „Auszeichnung der Reichen“. Der menschliche Organismus ist über die Jahrtausende offenbar an eine im Schwerpunkt kohlenhydratreiche Kost angepaßt. Magenvolumen und Darmlänge sprechen dafür. Jüngste Forschungsergebnisse in den 90er Jahren beweisen sogar, daß auch die Hunger- und Sättigungssteuerung auf Kohlenhydrate und nicht auf Fett eingestellt ist. Ein aufschlußreiches Ergebnis (siehe Kasten) beweist, daß wir Menschen es nur schaffen, weit überdurchschnittlich viele Kalorien zu konsumieren, wenn wir auf fettreiche Lebensmittel zurückgreifen. Überernährung mit Kohlenhydraten ist offenbar unmöglich.

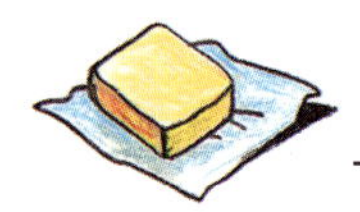



Fett ist ein besonderer Stoff, der den menschlichen Organismus vor Probleme stellt. Bekannt sind auch die Fettstoffwechselstörungen, z. B. die zu hohe Cholesterinkonzentration im Blut, die ein Risikofaktor für Herz-Kreislauferkrankungen ist. Gefördert werden solche Risikofaktoren vor allem auch durch Übergewicht. Und auch hier kommt dem Fett eine entscheidende Bedeutung zu.

## Neue Nachrichten aus der Fettforschung!

Jeweils elf Wochen lang bekamen die Versuchspersonen in einem Experiment von Frau Professorin Anne Kendall ein Speisenangebot zur freien Auswahl. Sie konnten essen, was und wieviel sie wollten. Natürlich wurde exakt erfaßt, was gegessen wurde. Der Pfiff an diesem Experiment war, daß in der einen Untersuchungsphase die Angebote fettreich, in der anderen Phase fettarm waren. Genaugenommen verzehrten die Versuchspersonen einmal 35–40 % ihrer Kalorien durch Fett, im anderen Falle nur 25–30 % als Fettkalorien. Ein Teil startete mit dem fettreichen Essen über elf Wochen und ging anschließend auf die fettarmen Mahlzeiten über – wieder über elf Wochen. Der andere Teil durchlief die umgekehrte Reihenfolge. Das nachdenklich stimmende Ergebnis: Alle Versuchspersonen verzehrten – egal, ob fettreich oder fettarm – immer

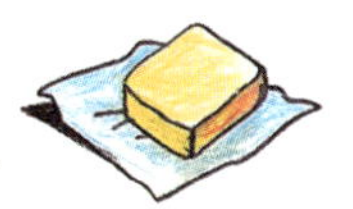

1400 Gramm Nahrung, obschon sie essen konnten, soviel sie wollten. Ihre Sättigungssteuerung hat sich offenbar an der Menge orientiert und die Fettkalorien einfach ignoriert. Klar, daß dann in der fettarmen Ernährungsphase viel stärker an Gewicht abgenommen wurde, weil die gleiche Nahrungsmenge mit entsprechend weniger Fettkalorien verspeist wurde.
Der niederländische Verhaltensforscher Weststrate bewies kürzlich, daß von Fett nur eine bescheidene Sättigungswirkung ausgeht. Um nach 3,5 Stunden so satt zu sein, wie nach dem Verzehr von 400 Kohlenhydratkalorien, mußte er seinen Versuchspersonen 800 Fettkalorien geben.

## Was ist der Dickmacher?

Immer hieß es, daß Kohlenhydrate dick machen. Darum schoben viele Menschen die Kartoffeln beiseite, verzichteten auf Nudeln und verdächtigten den Zucker (Kohlenhydrate in konzentrierter Form) als den Dickmacher Nummer 1. Zu Unrecht, wie viele neuere, wissenschaftliche Studien jetzt übereinstimmend nachgewiesen haben. Der Denkfehler der Wissenschaft ist verzeihlich, denn man übertrug die Erkenntnisse vom Schwein auf den Menschen. Ohne Frage, Schweine können sehr gut mit Kartoffeln gemästet werden. Auch die in der Wissenschaft so beliebten Versuchsratten wandeln jede überschüssige Kohlenhydratkalorie flugs in Fett um und werden dick – durch Kohlenhydrate.

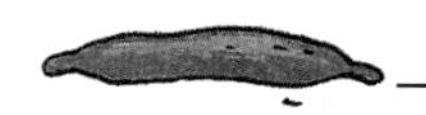



Gott sei Dank reagiert der Mensch anders, der für eine solch schnelle Verwandlung von Kohlenhydratkalorien in Fett nicht die entsprechende enzymatische Ausstattung hat. Was der Mensch unschwer fertigbringt, ist, jede überflüssige Fettkalorie, die zum Leben nicht verbraucht wird, unmittelbar in den unliebsamen Fettpölsterchen abzuspeichern. Als Reserve für „schlechte Zeiten", die allerdings im Schlaraffenland unwahrscheinlich sind. Kohlenhydratkalorien werden verbraucht und unter normalen Ernährungsbedingungen nicht im Fettdepot abgespeichert. Der Genauigkeit halber sei hinzugefügt, daß auch ein Mensch die von Schwein und Ratte bekannten Umwandlungsprozesse beherrscht. Doch dazu sieht sich der Organismus erst veranlaßt, wenn am Tag mehr als 500 Gramm reine Kohlenhydrate verzehrt werden. Das entspricht drei Kilo Kartoffeln, zehn Kilo Erbsengemüse, zwei Kilo gekochten Nudeln oder 500 Gramm purem Zucker. Wer wird solche Mengen unter normalen Umständen essen können (und wollen)?

Unsere kleine Ernährungslehre ist fast zu Ende erzählt. Doch es muß noch hinzugefügt werden, daß die kohlenhydratreichen Lebensmittel, ganz abgesehen von ihrer guten Sättigungswirkung und ganz abgesehen von ihrer Ungefährlichkeit für das Gewicht, eine Fülle weiterer Vorteile haben. Die Kombination aller günstigen Eigenschaften verdichtet sich bei den Kohlenhydraten. Erstens sind sie in aller Regel auch reich an Ballaststoffen, die in fettreichen Lebensmitteln nur bedingt auszumachen sind. Zweitens zeichnen sich kohlenhydrathaltige Lebensmittel durch Vitamin- und Mineralstoffreichtum aus. Mit Kohlenhydraten werden sozusagen fast alle Fliegen mit einer Klappe geschlagen!

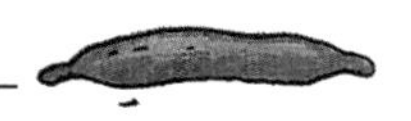

## Zauberformel: viel Kohlenhydrate, weniger Fett!

Die Zauberformel für eine vollwertige Ernährung ist rasch erklärt: Wenn weniger als 30 % der Tagesenergie durch Fettkalorien, aber mehr als 55 % durch Kohlenhydratkalorien geliefert werden, dann ist es nahezu unmöglich, sich nicht vollwertig zu ernähren! Deutsche Ernährungsprobleme sind offenkundig, das liegt daran, daß 40 % aller Kalorien Fettkalorien sind.

Die Zauberformel hat – leider – zwei kleine Schönheitsfehler, die aber unschwer auszugleichen sind, wenn man um sie weiß. Der erste heißt „Jod" und der zweite heißt „Kalzium".

Seit die Eiszeit über Mitteleuropa hinweggefegt ist, leben wir in einem Jodmangelgebiet. Das Jod, ehemals im Boden, das seinerzeit die Pflanzen aufgenommen und dem Menschen weitergereicht haben, schwimmt im Meer. Der gute Tip, zweimal wöchentlich Seefisch zu essen, ist darum goldrichtig, aber weder bei Kindern noch bei ihren Eltern durchzusetzen. Zudem geben die Weltmeere solche Mengen an Fisch nicht mehr her. Jod, der lebenswichtigste Stoff für Schilddrüsenfunktionen, muß darum zugesetzt werden. Viele haben sich schon angewöhnt, jodiertes Salz im Haushalt zu verwenden. Doch das reicht bei weitem nicht aus. Die von der Weltgesundheitsorganisation angeratene Menge von 200 Mikrogramm (60 Mikrogramm „schaffen" wir durch das normale Essen) wird nur erreicht, wenn in Brot, Wurst und Käse von allen Produzenten Jodsalz eingesetzt wird. Das ist jetzt möglich, nachdem der Gesundheitsminister eine entsprechende Verordnung geändert hat. Dadurch wird das Jodproblem gelöst – ohne daß wir unser Eß-

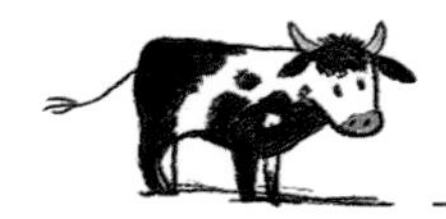



verhalten ändern müssen. Übrigens: durch den geringen Jodzusatz gibt es für keinen Menschen ein Risiko, sondern nur Vorteile! Achten Sie also beim Einkauf darauf. Fragen Sie Ihren Bäcker oder Ihren Fleischer, ob sie Jodsalz verwenden. Bei verpackter Ware (z. B. Käse) können Sie es an der Zutatenliste erkennen: Jodsalz ist dort aufgeführt.

## Unverzichtbar: Kalzium!

Punkt zwei: Kalzium, der Stoff, aus dem die Knochen sind. Die Zauberformel von 30 % Fett und 55 % Kohlenhydraten muß präzisiert werden. Die Kalziumdosis, die mitteleuropäische Kinder, Jugendliche, aber auch Erwachsene benötigen, liegt bei etwa einem Gramm am Tag. In der Wachstumsphase sollten es sogar möglichst 1,5 Gramm Kalzium sein. Man muß wissen, daß der Organismus das Kalzium, das selbstverständlich auch in pflanzlichen Lebensmitteln enthalten ist, ungleich schwerer aufschlüsseln kann als das Kalzium in Milch und Milchprodukten. Außerdem haben pflanzliche Produkte nicht die Mengen, die wir brauchen. Wer wollte schon täglich 450 Gramm Brunnenkresse essen?

Daher sind Milch und Milchprodukte für die ausreichende Kalziumversorgung – gerade im Wachstumsalter – unverzichtbar. Die Festigkeit der Knochen wird in diesen Zeiten programmiert, und was jetzt fehlt, kann später nicht mehr wettgemacht werden. Unverantwortlich ist daher die Empfehlung mancher Außenseiter, auf Milch und Milchprodukte zu verzichten, weil – so heißt es dort völlig unwissenschaftlich – der Mensch kein Kalb

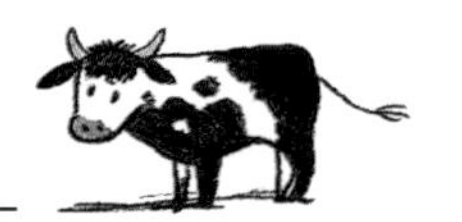

sei und darum keine Milch trinken solle. Diese Verfasser haben zu verantworten, wenn 20 oder 30 Jahre später unsere Kinder als Erwachsene an Osteoporose leiden und eben nicht mehr reparieren können, was im Wachstumsalter versäumt wurde.

## Abschluß der Theorie

Damit können wir unsere Ernährungslehre, was den theoretischen Teil angeht, in vier Zeilen abschließen. Die Zauberformel

*30 % Fett – 55 % Kohlenhydrate*

wird ergänzt durch *plus/plus*:

*plus Jod (ist neuerlich in Lebensmitteln eingearbeitet)*
*plus Kalzium (Milch und Milchprodukte).*

Das *wichtigste Lebensmittel* darf natürlich nicht fehlen: *Wasser!* Die ausreichende Trinkmenge liegt bei mindestens einem Liter zusätzliche Flüssigkeit am Tag! Mehr ist besser, am besten ist: zu jeder Mahlzeit trinken. Fruchtsaft, vermischt mit Mineralwasser, ist gerade für Kinder ideal!
Für die Eßpraxis heißt es jetzt, *30 % Fettkalorien und 55 % Kohlenhydratkalorien plus/plus* in die Tat umzusetzen. Dabei sollen einige Musterspeisepläne als Beispiele helfen. Die Lebensmittelportraits werden die unsichtbaren Inhaltsstoffe sichtbar machen.

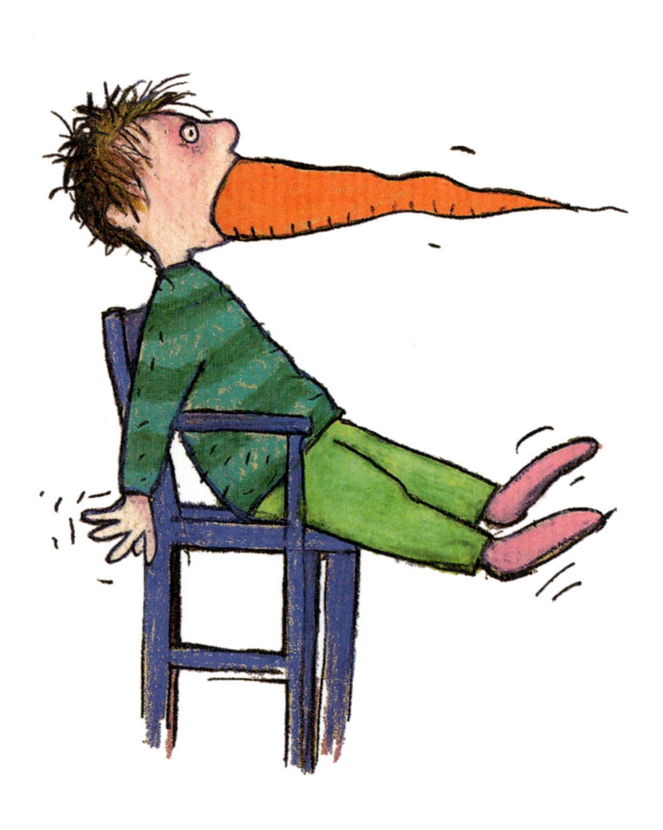

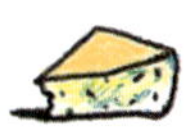

# III
# Der Schlüssel zum Durchblick

## Die Praxis

Experten für Kinderernährung in Dortmund – dort ist das einzige deutsche Institut für Kinderernährung – haben unter Leitung von Professor Gerhard Schöch klare und konkrete Vorgaben* erarbeitet, die einen gewissen Orientierungsrahmen für Eltern abgeben. Sie haben Verzehrsangaben zusammengestellt, die als Anhaltswerte dienen können. Natürlich muß nun nicht jedes Kind jeden Tag diese Mengen erfüllen. Im Durchschnitt aber wäre es sicher gut, wenn Kindern ein Essensangebot nach diesen Angaben zusammengestellt würde (s. Tabelle S. 96).

In dieser Aufstellung werden Sie Gummibärchen, BigMac oder Eis nicht finden. Das ist auch verständlich, denn Ernährungsmedizinern fällt es naturgemäß schwer, Lebensmittel *zu empfehlen*, die aus ernährungsphysiologischer Sicht nicht *notwendig* sind. Ich habe mich darum bemüht, einen konkreten Tagesplan zusammenzustellen, um Ihnen zu zeigen, daß in einer ausgewogenen Kost durchaus auch die Lieblinge der Kinder untergebracht werden können, wenn man das richtige Augenmaß dafür hat. Nur habe ich eine Bitte: Diese Tagespläne sind nur Beispiele. Sie sollen kein Muster sein, nach dem Ihr Kind ab morgen essen soll.

* Empfehlungen für die Ernährung von Klein- und Schulkindern, Forschungsinstitut für Kinderernährung, Dortmund, 1992

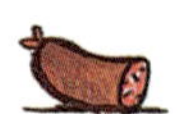



| **Alter (Jahre)** | **Mengen** | **4–6** | **7–9** | **10–12** | **13–14** |
|---|---|---|---|---|---|
| Milch, Milchprodukte (100 ml Milch entsprechen 15 g Schnitt-käse) | ml/Tag | 350 | 400 | 420 | 450 |
| Fleisch Fleischwaren Wurst | g/Tag | 60 | 70 | 80 | 90 |
| Fisch | g/1 x Woche | 100 | 150 | 180 | 200 |
| Eier | Stück/Woche | 2 | 2 | 2–3 | 3 |
| Margarine, Öl, Butter | g/Tag | 20 | 25 | 30 | 30 |
| Brot, Getreide-flocken | g/Tag | 170 | 200 | 250 | 280 |
| Kartoffeln, Reis, Nudeln, Getreide | g/Tag | 120 | 140 | 180 | 200 |
| Gemüse | g/Tag | 180 | 200 | 230 | 250 |
| Obst | g/Tag | 180 | 200 | 230 | 250 |
| Getränke | ml/Tag | 700 | 1000 | 1200 | 1400 |

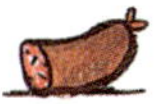

*Würde Ihr Kind das mögen (zusammengestellt für 10–12 Jahre)?*

*Tagesplan 1*

**Frühstück:**

Cornflakes (70 g) mit 10 Gramm Zucker versüßt und gemischt mit einem Glas Milch und 100 Gramm Frischobst. Zusätzlich eine Tasse Milch.

**Pausenbrot:**

1 Scheibe Graubrot, zugeklappt, dazwischen Käse. Einen Apfel und einen Schokoriegel. Dazu 1 Portion Kakao.

**Mittagessen:**

Spaghetti mit Tomatensoße (Teller gut voll). Nach Bedarf: Parmesankäse. Dazu Mineralwasser mit Orangensaft gemischt: zwei Gläser. Zum Nachtisch: eine große Kugel Eis.

**Zwischendurch:**

1 Banane, ein Glas Fruchtsaftschorle

**Abendessen:**

1 Scheibe Toastbrot, dick mit Quark bestrichen. 2 Scheiben Vollkornbrot mit Butter, Corned Beef und dazu zwei Tomaten. 1 Glas Limonade und Mineralwasser nach Belieben.

So oder ähnlich kann doch sicher ein kindgemäßer Speiseplan aussehen. Ich habe mit diesem Tagesplan den Computer gefüttert, denn der kann dann ausspucken, was an Kalorien und Nährstoffen darinsteckt.

Nicht schlecht, sagt er: 2400 Kalorien. Davon 27% Fettkalorien, 60% Kohlenhydratkalorien. Mehr als genug Eiweiß. Fast 40 Gramm Ballaststoffe. Ein Gramm Kalzium. 25% mehr Eisen als benötigt. 1,4 Liter Flüssigkeit, das ist auch ausreichend. Fast alle Vitamine und Mineralstoffe stimmen. Etwas zu kurz kommen: Jod (ist nie genug im Essen, darum Jodsalz verwenden), Folsäure (ein B Vitamin, vor allem in Kohlgemüse und Getreide) und Vitamin D (in Fisch). Ebenfalls zuwenig: Linolsäure (ist vor allem in Keimölen).

Wir erkennen, daß dieser erste Wurf bereits recht gut gelungen ist. Wenn ein solcher Tag durch andere Tage mit einer Fischmahlzeit, einem Salat und einer größeren Gemüseportion ergänzt wird, dann kann im Grunde sehr leicht eine ausgewogene Ernährung im Durchschnitt einer Woche erzielt werden.

Um Ihnen zu zeigen, daß eine vollwertige Ernährung kein Buch mit sieben Siegeln ist, liste ich zwei weitere Tagespläne auf (s. S. 100 ff.), die kindgemäß sind. Für die einzelnen Komponenten werden der Eiweiß-, Kohlenhydrat- und Fettgehalt angegeben, damit Sie einen Eindruck gewinnen, welche Nährstoffe von den einzelnen Lebensmitteln beigesteuert werden. Natürlich müssen Sie nicht jeden Tag in dieser Weise ausrechnen. Denn wohlgemerkt, es kommt nicht auf einen Tag an, *sondern im Durchschnitt einer Woche* müssen die Nährstoffe stimmen.

Legt man an Tagesplan 2 die Meßlatte der Deutschen

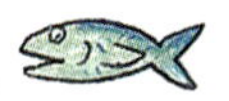

Gesellschaft für Ernährung zum Beispiel für einen 10- bis 12jährigen Jungen an, dann bestätigt der Computer, daß nahezu alle wichtigen Vitamine und Mineralstoffe in ausreichendem Maße enthalten sind. Der „Trick“ ist recht einfach: Wenn Gemüse, Brot, Obst und Milchprodukte vertreten sind, dann erübrigt sich das Nachrechnen. Diese Lebensmittelgruppen sorgen für ausreichende Nährstoffzufuhr.

Das beweist auch eine andere Tabelle (s. S. 102), in der aufgelistet ist, wieviele verschiedene Nährstoffe im Durchschnitt in den Lebensmittelgruppen enthalten sind (die Nährstoffmenge ist dabei auf den Kaloriengehalt bezogen worden, denn die benötigten Nährstoffe müssen in der angemessenen Kalorienmenge enthalten sein).

Mit 30 % Fettkalorien und mehr als 50 % Kohlenhydratkalorien ist der Tagesplan 3 ebenfalls ausgewogen. Kartoffeln, Vollkornbrot, Milchprodukte und Obst sorgen für die Basis einer vollwertigen Ernährung. So analysiert der Nährwertcomputer in diesem Fall wiederum eine Bedarfdeckung mit allen lebenswichtigen Vitaminen und Mineralstoffen. Ebenfalls ausreichend mit 35 Gramm: die Ballaststoffe. Sie erkennen an diesen Tagesplänen, die natürlich nur ein Beispiel sein sollen, daß auch kleine „Kindergenüsse“ durchaus in einem vollwertigen Tagesplan unterzubringen sind.

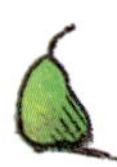



*Tagesplan 2*

| Lebensmittel | Menge (g) | Kalo-rien | Eiweiß (g) | Kohlen-hydrate (g) | Fett (g) |
|---|---|---|---|---|---|
| **Frühstück** | | | | | |
| Müslimischung | 120 | 480 | 15 | 65 | 15 |
| Milch 1,5 % Fett | 120 | 60 | 4 | 6 | 2 |
| **Zwischenmahlzeit** | | | | | |
| Roggenbrot mit Sonnenblumenkernen | 50 | 115 | 3 | 20 | 1 |
| Butter | 4 | 30 | – | – | 3 |
| Schnittkäse | 15 | 30 | 3 | – | 2 |
| gekochter Schinken | 15 | 30 | 3 | – | 2 |
| Kopfsalat | 2 | – | – | – | – |
| Tomate | 20 | – | – | – | – |
| Kekse | 50 | 210 | 5 | 30 | 8 |
| **Mittagessen** | | | | | |
| Kartoffeln | 210 | 175 | 5 | 35 | – |
| Rinderbraten | 125 | 150 | 15 | 1 | 8 |
| Soße | 40 | 25 | – | 2 | 2 |
| Rotkohl | 200 | 30 | 2 | 4 | – |
| Zwieback | 10 | 40 | 1 | 7 | 1 |
| gekochte Birne | 100 | 30 | – | 7 | – |
| Schokoladensoße | 100 | 110 | 3 | 20 | 2 |
| **Zwischenmahlzeit** | | | | | |
| frische Aprikosen | 250 | 120 | 2 | 25 | – |
| **Abendessen** | | | | | |
| Baguettebrötchen | 75 | 200 | 6 | 40 | 1 |

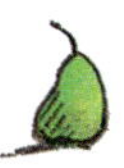

| | | | | | |
|---|---|---|---|---|---|
| Butter | 5 | 40 | – | – | 4 |
| Champignons | 200 | 45 | 6 | 3 | – |
| Zwiebeln geschmort | 50 | 15 | 1 | 3 | – |
| Schnittkäse | 40 | 115 | 10 | 1 | 7 |
| **Getränke** | | | | | |
| Mineralwasser | 700 | – | – | – | – |
| Fruchtsaft | 200 | 80 | 1 | 18 | – |
| Tee | 750 | 10 | 1 | 1 | – |
| **Gesamt ca.** | | **2150** | **90** | **290** | **60** |

*Tagesplan 3*

| Lebensmittel | Menge (g) | Kalorien | Eiweiß (g) | Kohlenhydrate (g) | Fett (g) |
|---|---|---|---|---|---|
| **Frühstück** | | | | | |
| Vollkorntoast | 75 | 200 | 7 | 35 | 3 |
| Frischkäse, Halbfett | 50 | 60 | 6 | 2 | 3 |
| Honig | 20 | 60 | – | 15 | – |
| **Zwischenmahlzeit** | | | | | |
| Vollkornbrot | 50 | 110 | 4 | 20 | 1 |
| Leberwurst, fettarm | 20 | 55 | 4 | – | 5 |
| Tomaten | 100 | 20 | 1 | 3 | – |
| Früchtejoghurt, 1,5 % | 200 | 190 | 7 | 30 | 3 |
| **Mittagessen** | | | | | |
| Fischstäbchen | 150 | 370 | 18 | 16 | 23 |
| Reis | 70 | 250 | 5 | 50 | 1 |
| Gurke | 300 | 30 | 2 | 4 | 8 |
| Öl-Essig-Dressing | 20 | 75 | – | – | 8 |

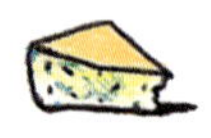



| | | | | | |
|---|---|---|---|---|---|
| Schmand 20 % | 10 | 22 | – | – | 2 |
| Erdbeeren | 200 | 80 | – | 20 | – |
| **Zwischenmahlzeit** | | | | | |
| Negerkußbrötchen | 65 | 200 | 4 | 40 | 1 |
| **Abendessen** | | | | | |
| Gemüsesuppe | 250 | 100 | 2 | 10 | 5 |
| Vollkornbrot | 100 | 220 | 8 | 40 | 2 |
| Butter | 5 | 40 | – | – | 4 |
| Schnittkäse | 30 | 85 | 8 | 1 | 6 |
| Geflügelmortadella | 20 | 50 | 5 | – | 4 |
| **Getränke** | | | | | |
| Mineralwasser | 700 | – | – | – | – |
| Fruchtsaft | 200 | 80 | 1 | 18 | – |
| Tee | 750 | 10 | 1 | 1 | – |
| **Gesamt ca.** | | **2300** | **80** | **300** | **70** |

| **Lebensmittelgruppen** | **Anzahl der Nährstoffe** |
|---|---|
| Gemüse | 22 |
| Fleisch, Geflügel, Fisch, Eier | 14 |
| Kartoffeln | 11 |
| Obst, Saft | 11 |
| Milch, Käse | 10 |
| Brot, Reis, Nudeln | 8 |
| Streichfette, Öl, Schmand | 3 |
| Schokolade, Kekse | 0 |

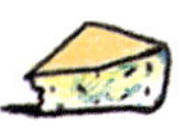

## Die Nährstoffschlüssel

Unmöglich kann ein Mensch Tausende von Nährstoffangaben für die Fülle aller Lebensmittel auswendig lernen oder ständig aus dem Computer abrufen. Das ist auch nicht nötig, denn wir besprachen schon, daß bei einer ziemlich fettarmen Ernährung – sozusagen automatisch eine ausreichende Nährstoffversorgung sichergestellt wird.

Doch oft ist es trotzdem interessant, einmal in die Lebensmittel zu schauen, um zu erkennen, was eigentlich in ihnen steckt. Dazu habe ich einen recht einfachen Schlüssel entwickelt. Einen Nährstoffschlüssel, der Ihnen das Lebensmittel aufschließt.

So sieht z. B. der Nährstoffschlüssel für eine Currywurst aus:

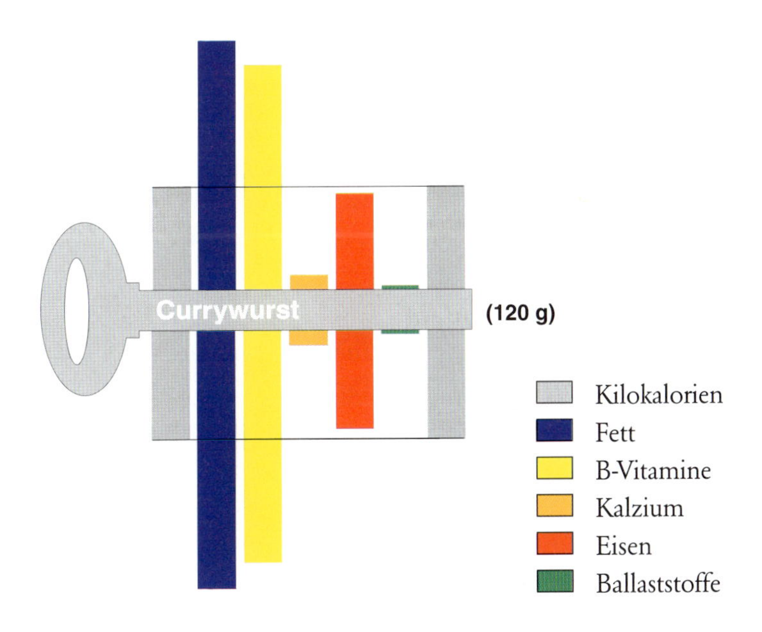

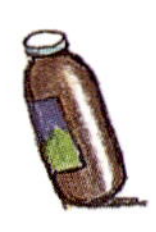



Sie erkennen auf einen Blick, daß die Schlüsselbärte unterschiedlich lang sind und die dünne schwarze Linie unter- oder überschreiten. Der Schlüsselbart hat 5 Zakken. Links und rechts ist eine schwarze Basislinie, die anzeigt, wieviel Kalorien in einer Portion Currywurst stecken.

Ein Lebensmittel ist dann besonders günstig, wenn es – bezogen auf die Kalorien – nicht zuviel Fett hat, aber gleichzeitig genügend Vitamine, Mineral- und Ballaststoffe. Was hilft uns das Vitamin C in der Milch, wenn man 7 Liter Milch trinken müßte, um den Tagesbedarf zu decken? Was helfen die hohen Nährstoffwerte in der Petersilie, von der normalerweise nur Mini-Mengen aufs Essen gestreut werden? Das ist der Grund, warum dieser Nährstoffschlüssel auf übliche Verzehrsportionen berechnet ist.

Der Pfiff an dem Schlüssel ist, daß Sie sofort erkennen, wie es mit den Nährstoffen aussieht. Von links nach rechts stehen die Bartzacken für:

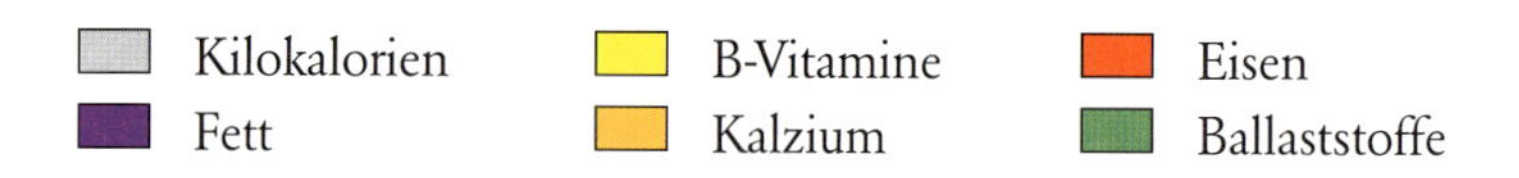


Das sind zwar nicht alle Inhaltsstoffe, doch sie stellen eine repräsentative Auswahl dar.

Die Currywurst ist jetzt unschwer durchschaubar: viel Fett, genug B-Vitamine, kaum Kalzium, viel Eisen, kaum Ballaststoffe.

Nehmen wir ein anderes Beispiel: gekochte Kartoffeln.

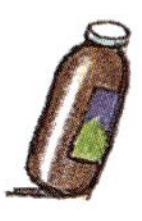

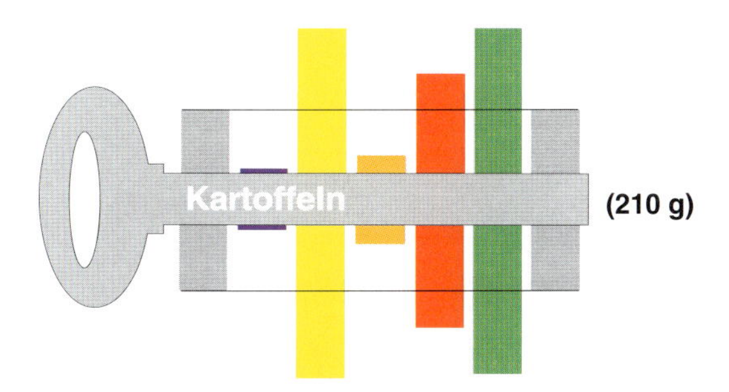


Sie erkennen sofort: kein Fett, hoher Gehalt an B-Vitamin, kaum Kalzium, viel Eisen, stark in Ballaststoffen. Der Nährstoffschlüssel veranschaulicht auch, warum die Einteilung in „gesunde" und „ungesunde" Lebensmittel wenig sinnvoll ist. Es gibt nämlich kein Lebensmittel, das einen ganz gleichmäßig hohen Bart des Nährstoffschlüssels hätte. Alle Lebensmittel haben ihre mehr oder weniger großen Zacken im Nährstoffbart. Das ideale Lebensmittel, das es nicht gibt, hätte einen ganz gleichmäßig hohen Bart:

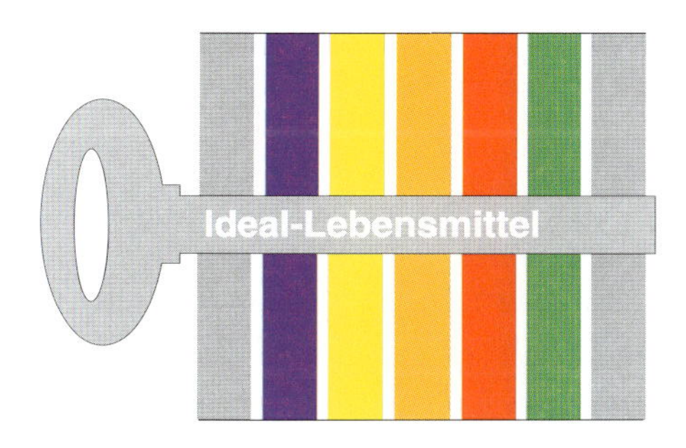


Auch wenn es dieses ideale Lebensmittel nicht gibt, so können wir es uns selbst durch Kombination herstellen. Auch wenn kein Lebensmittel für sich alleine genommen

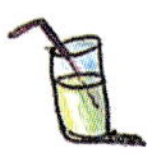



vollwertig ist, so können wir aus verschiedenen Lebensmitteln eine vollwertige Ernährung zusammenstellen!

Die Doppelbärte des Nährstoffschlüssels erlauben Ihnen, jeweils zwei Lebensmittel miteinander zu kombinieren. Sie werden einfach übereinandergesteckt. Die Lücke bei den Ballaststoffen der Currywurst macht die Ballaststoffzacke bei den Kartoffeln wieder wett. Was bleibt, ist die Kalziumlücke, die beide Nährstoffschlüssel aufweisen. Als drittes Beispiel zeige ich Ihnen den Nährstoffschlüssel von teilentrahmter Trinkmilch:

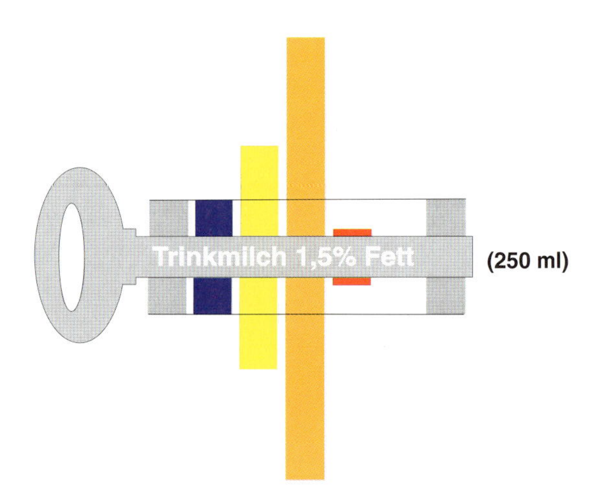


Hier ragt die Kalziumzacke hoch empor. An Ballaststoffen allerdings fehlt es der Milch, und durch ihre Eisenzacke fällt sie auch nicht auf. Doch diese Lücken schließen Currywurst und Kartoffeln. Auch wenn es vielleicht nicht nach Ihrem Geschmack ist, so würde eine Currywurst auf dem Teller, umgeben von Kartoffeln und ergänzt von einem Glas Milch doch eine ganz passable

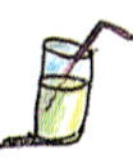

Mahlzeit abgeben. Der Nährstoffschlüssel für die Kombination ist bereits recht ausgewogen.

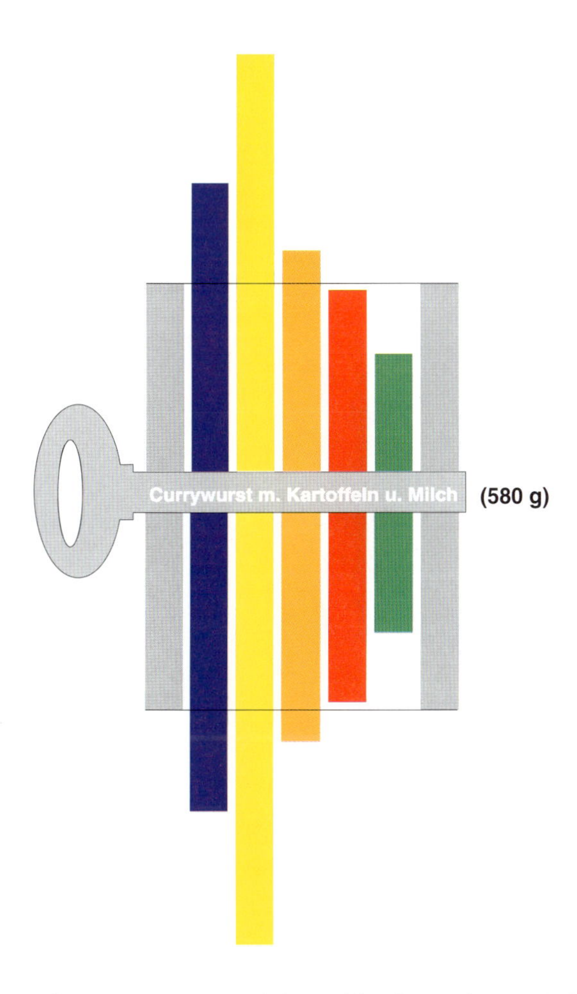


Zum besseren Verständnis noch ein weiteres Beispiel. Drei Lebensmittel, deren Nährstoffschlüssel jeweils Lücken aufweist:

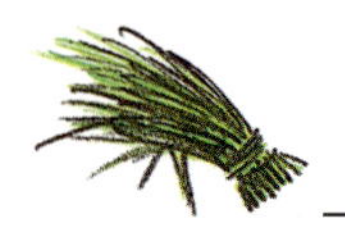



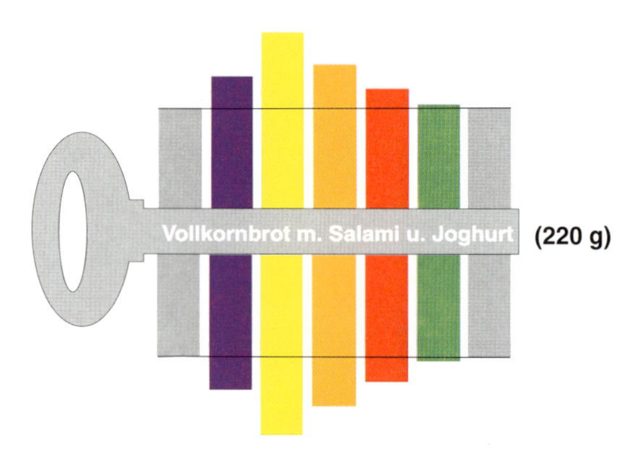


Werden alle drei Schlüssel miteinander kombiniert, dann gleichen sich die Lücken jeweils aus, es entsteht eine ausgewogene Mahlzeit. Die Salami hat für sich genommen zuviel Fett. Aber wer ißt denn schon *Salami pur*? Als Brotbelag kommt ihr der geringe Fettanteil des Brotes zugute. Dem Joghurt mangelt es an Ballaststoffen und Eisen. Dafür ist er ein Kalziumriese. Die Dreierkombination wird zu einer recht ansehnlichen Zwischenmahlzeit, obwohl jede Einzelkomponente ihre Lücken hat.

Die Lebensmittelporträts im Anhang (Seite 153) informieren Sie über einige Besonderheiten und zeigen den Nährstoffschlüssel. Das Prinzip ist so einfach, daß es auch Kinder verstehen. Es ist fast wie ein Puzzle-Spiel, denn es kommt darauf an, zwei Schlüssel zu finden, deren Zacken gut ineinandergreifen. Vielleicht haben Sie und Ihr Kind auch Spaß daran, einige Schlüssel nachzumalen und die zueinander passenden Schlüssel zu suchen, deren Zacken ausgleichend ineinandergreifen.

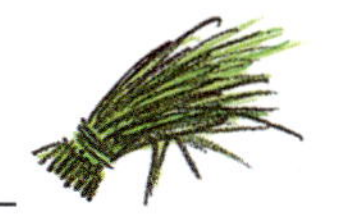

# IV
# Probleme mit dem Essen?

## Übergewicht

Kinder haben, wie Erwachsene auch, eine unterschiedliche Körpergröße, die im wesentlichen durch erbliche Faktoren festgelegt wird. Die Ernährung spielt dabei eine eher untergeordnete Rolle, wenngleich sie dafür verantwortlich gemacht wird, daß in den letzten Jahrzehnten die Jugendlichen im Durchschnitt immer etwas größer wurden. So hat eine Untersuchung in Holland kürzlich ergeben, daß die Körperlänge der heranwachsenden Jugendlichen in den letzten zehn Jahren um zwei Zentimeter zugenommen hat. Im Gegensatz zu der „naturgegebenen" Körpergröße herrschte für das Körpergewicht die Auffassung vor, daß allein die Ernährung dafür verantwortlich ist, ob ein Kind zuviel oder zuwenig wiegt.

Wenn übergewichtige Eltern auch ein übergewichtiges Kind haben, dann schob man das auf die gemeinsamen „schlechten" Eßgewohnheiten, die die Eltern ihrem Kind vorgelebt haben. Aber ganz so einfach ist das nicht. Sicher kann Übergewicht nur entstehen, wenn auf Dauer dem Körper mehr Nahrungsenergie zugeführt wird, als er verbrauchen kann. Doch wieviel ist für ein bestimmtes Kind „zuviel"? Und gibt es nicht auch Kinder, die einen ausgesprochen guten Appetit haben und dabei rank und schlank bleiben? Übergewicht hängt sicher von den Kalorien ab, doch das erklärt offenbar nicht die ganze Wahrheit.

Seit 1990 wissen wir, daß auch für die Gewichtsregulation erbliche Anlagen eine nicht unbedeutende Rolle spielen. Professor Albert Stunkard, ein sehr bekannter amerikanischer Psychiater, der sich intensiv mit Behandlungsprogrammen für übergewichtige Menschen beschäftigt hat, führte eine aufsehenerregende Untersuchung mit Zwillingen durch. Eigentlich wollte er mit dieser Studie beweisen, wie stark Umwelteinflüsse das Gewicht bestimmen, um damit zu belegen, welche großen Möglichkeiten die Trainingsprogramme für ein richtiges Eßverhalten haben. Doch die Daten bestätigten seine Auffassung nicht.

Über 500 ein- und zweieiige Zwillinge, die teils zusammen, teils – in früher Kindheit schon – getrennt bei Adoptiveltern aufgewachsen waren, wurden gemessen und gewogen. Zwillinge mit identischen Erbanlagen, also die eineiigen, wiesen eine hohe Übereinstimmung in ihrem Gewicht auf – gleichgültig, ob sie zusammen oder getrennt aufwuchsen. Zweieiige Zwillinge dagegen waren sich kaum ähnlich, selbst dann nicht, wenn sie gemeinsam bei ihren Eltern groß geworden sind. Auch erst 1990 bewies die Wissenschaft, was der Volksmund immer schon behauptet hat, daß es nämlich gute und schlechte Futterverwerter gibt (siehe Kasten).

Diese neuen Erkenntnisse dürfen uns aber nun im Gegenzug nicht zu der Auffassung verführen, daß Kinder und Eltern die Gewichtsentwicklung nicht beeinflussen können. Das wäre fatal und könnte auch schlimme Folgen haben. Übergewicht ist nach wie vor ein erheblicher Risikofaktor für die Gesundheit. Leider hat sich immer wieder bestätigt, daß 80 % der übergewichtigen Kinder auch als Erwachsene übergewichtig

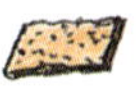

### 1000 Extra-Kalorien täglich

In Kanada holte Professor Claude Bouchard 12 eineiige Zwillingspärchen für genau 100 Tage in seine Forschungsklinik. Neben dem gewohnten Essen mußten diese Versuchspersonen Tag für Tag (außer sonntags) genau 1000 Extrakalorien essen. Nach der bislang gültigen Auffassung der Ernährungsmedizin hätten diese Zwillinge durch die 86.000 Extrakalorien etwa 12 Kilogramm zunehmen müssen, da die Faustregel galt, wer 7000 Kalorien zuviel ißt, nimmt um ein Kilogramm zu. Das Ergebnis war in zweifacher Hinsicht überraschend. Die Gewichtszunahme war höchst unterschiedlich: sie schwankte zwischen vier und 14 Kilogramm! Außerdem nahmen die eineiigen Zwillingspärchen in recht ähnlichem Umfang zu. Das wiederum belegt, wie genetische Faktoren an der Gewichtsregulation mitwirken.

sind. Das „dicke Kind" leidet darüber hinaus auch seelisch unter seinem Gewicht, so daß Eltern darauf achten sollten, ihrem Kind ein solches Schicksal zu ersparen. Wir werden die Möglichkeiten besprechen.

Zunächst geht es um die Diagnose. Wann ist ein Kind wirklich zu schwer? Einfache Formeln wie für Erwachsene gibt es für Kinder nicht. Darum finden Sie hier ein Diagramm, mit dem Sie prüfen können, ob das Gewicht Ihres Kindes stimmt.

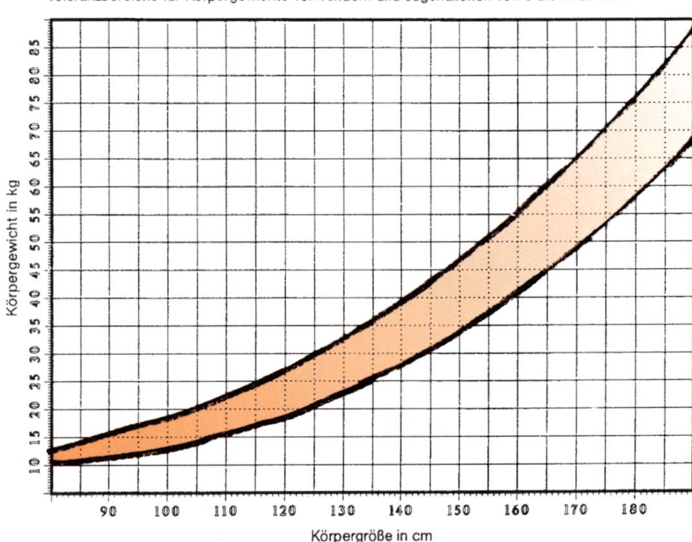


Ziehen Sie bei der entsprechenden Körpergröße (senkrechte Achse) einen waagerechten Strich. Dann ziehen Sie bei dem entsprechenden Gewicht einen senkrechten Strich. Ihre beiden Striche kreuzen sich jetzt. Liegt dieser Schnittpunkt innerhalb des markierten Streifens, dann stimmt das Gewicht. Wenn der Schnittpunkt nach rechts aus dem markierten Streifen herausfällt, ist Ihr Kind zu schwer. Falls der Schnittpunkt nach links herausfällt, hat Ihr Kind eher Untergewicht.

Am besten ist es natürlich, wenn ein Kind überhaupt nicht erst übergewichtig wird, denn die Vorsorge ist gerade bei Kindern viel einfacher als die Behandlung eines tatsächlichen Übergewichts. Allerdings sollten Eltern bei der Beurteilung des Gewichts etwas großzügig und vor allen Dingen beobachtend und abwartend reagieren.

Kinder haben – mehr als Erwachsene – spontane Schwankungen in ihrem Gewicht. Das hängt auch damit zusammen, daß ihr Körper mal eher in die Länge, dann wieder eher in die Breite wächst. Dieser Gestaltwandel muß berücksichtigt werden.

Auch die erblichen Anlagen sorgen für eine gewisse Variationsbreite, die als normal angesehen werden muß. Das berücksichtigt auch das Diagramm, in dem dort ein breiterer Bereich für das richtige Gewicht eingezeichnet ist. Bei 160 cm Körpergröße kann ein schlankes Kind durchaus 44 kg und ein kräftigeres Kind 54 kg wiegen. Der Körperbau spielt auch eine gewisse Rolle, denn leicht gedrungene Kinder neigen eher zu höherem Gewicht als grazil gebaute Kinder.

Was tun, wenn das Gewicht nun wirklich zu hoch klettert? Es gibt nur eine Kombinationsmethode, die wirklich auf Dauer hilft: vollwertige Ernährung und aktive Bewegung. Alle anderen Methoden, die leider viel zu verbreitet sind (dazu zählen auch Diäten, FdH, Appetitzügler), helfen nicht oder vergrößern gar noch die Probleme. Kinder im Wachstumsalter haben die Chance, aus ihrem Übergewicht herauszuwachsen. Es reicht, wenn sie nicht weiter zunehmen. Mit jedem Zentimeter Längenwachstum verlieren sie ihr Übergewicht.

Blitzdiäten, die meist vollmundig versprechen „5 Kilo in 10 Tagen“, sind für Kinder (und auch Erwachsene) wenig hilfreich, denn der anfängliche Gewichtsverlust ist zum größten Teil nur ein Wasserverlust, ohne daß Fettpolster abgebaut werden. Zudem sind solche „Ernährungsratschläge“ unausgewogen (Reis-, Apfel-, Eierdiät), immer aber täuschen sie dem Körper eine Hungersnot vor, auf die er mit einem Kaloriensparprogramm rea-

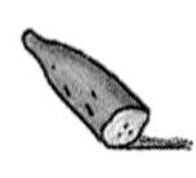



giert. Der menschliche Organismus ist darauf vorprogrammiert, bei knapper Versorgung mit weniger Kalorien auszukommen. Damit führen solche Diäten in eine Sackgasse, aus der nur sehr schwer wieder zu entrinnen ist. Das Kind ißt wenig (und unausgewogen), sein Körper spart, und das Gewicht geht darum nicht weiter herunter.

Übergewicht kann nur entstehen, wenn Fettkalorien im Überfluß aufgenommen werden. Mit Kohlenhydratkalorien tut sich der menschliche Organismus schwer, Körperfett zu bilden. Das Fett im Essen ist also der Schlüssel für das richtige Gewicht, denn auch mit ungünstigen genetischen Anlagen kann ein Kind kaum dick werden, wenn es wenig Fett ißt. Daher gilt zum Abbau von Übergewicht oder um eine weitere Zunahme zu vermeiden: wenig fettreiche, dafür aber viel kohlenhydrathaltige Lebensmittel essen. Dieses wichtige Prinzip verhindert auch, daß übergewichtige Kinder hungern müssen.

Mit einem Sportprogramm wird der Energieumsatz zusätzlich aktiviert. Besonders geeignet für Kinder mit Gewichtsproblemen ist Fahrradfahren und Schwimmen. In beiden Fällen wird hier das Übergewicht „getragen“, was dem Kind die aktive Bewegung sehr erleichtert. Wenn übergewichtige Kinder spontan für ein solches Bewegungsprogramm nicht zu motivieren sind, so ist das nur verständlich. Manchmal hilft dann, eine Belohnung auszusetzen, bis das Kind selbst Spaß an der Bewegung bekommt. Es sollte Eltern schon etwas wert sein, wenn ihr Kind sich bemüht, gegen sein Übergewicht anzugehen. Wie wichtig Bewegung ist, zeigte kürzlich eine amerikanische Studie: das Körpergewicht der unter-

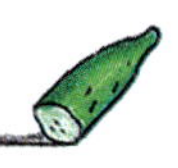

suchten Kinder war umso höher, je mehr Stunden diese Kinder täglich vor dem Fernseher saßen!

In seltenen Fällen entwickelt sich bei Kindern Übergewicht, weil sie ständig naschen und Trost im Essen suchen. Erwachsene kennen das auch und sprechen vom „Kummerspeck“. Dies ist in aller Regel kein Ernährungsproblem; die schwierige seelische Situation des Kindes drückt sich lediglich im Essen aus. Hier erscheint es immer nötig, die Ursachen zu ergründen, was mit fachlicher Unterstützung einer Beratungsstelle geschehen sollte. Mit einer bloßen Ernährungsstrategie ist gegen den Kummerspeck von Kindern nichts auszurichten.

## Untergewicht

Im Gegensatz zum Übergewicht ist ein Untergewicht bei Kindern und Jugendlichen sehr schwer mit Ernährung zu beeinflussen. Das gilt aber nur für ein Untergewicht, das sich spontan entwickelt, ohne daß es durch ein auffälliges oder gar gestörtes Eßverhalten verursacht wird. Untergewichtige Kinder haben in der Schule öfter Probleme, weil sie sich nicht gut konzentrieren können. Manchmal wird ihnen auch schwindelig, sie frieren leichter. Oft auch haben sie Sorgen mit Haut, Haaren und Augen. Natürlich ist immer eine gründliche ärztliche Untersuchung angebracht, die eine akute Erkrankung ausschließen muß. Wenn das Kind darüber hinaus normal ißt, wird es aller Erfahrung nach kaum gelingen, durch vermehrte Nahrungsaufnahme eine nachhaltige Gewichtszunahme zu erzwingen. Diese zumeist großen

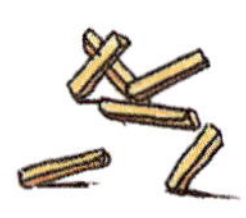



Kinder mit eher schmaler Konstitution sind ein anschauliches Beispiel für die biologische Regulation des Körpergewichts, die über Jahre hin auf ein gewisses Gewicht fixiert zu sein scheint, ohne direkt auf die Ernährung anzusprechen. Im übrigen gibt es keine wissenschaftlichen Belege dafür, daß ein niedriges Gewicht bei Kindern einen gesundheitlichen Risikofaktor darstellt. Dies gilt aber nur unter der Voraussetzung, daß die Ernährung ausgewogen und vollwertig und das Kind gesund ist.

## Eßstörungen

Hier soll es nicht um krankheitsbedingte Störungen des Appetits gehen, deren Ursache meist klar ist und die wieder verschwinden, wenn das Kind gesund ist. Eßstörungen sind psychisch bedingte Auffälligkeiten, die zu einem problematischen Eßverhalten führen.

## Magersucht

Die schwerste Störung, die bekannt ist, findet sich bei magersüchtigen Patienten, die so nachhaltig ihre Nahrungsaufnahme begrenzen, daß sie oft ein lebensgefährlich niedriges Gewicht erzwingen. Diese Erkrankung tritt meist in der Vorpubertät oder in der Pubertät auf und wird als eine schwere „Reifungskrise" des Jugendlichen vom Übergang von der Kindheit in die Rolle des Erwachsenen aufgefaßt. Mädchen leiden etwa zehn- bis zwanzigmal häufiger an der Pubertätsmagersucht als

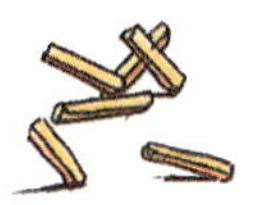

Jungen. Dies erklären Psychiater damit, daß es in unserer Gesellschaft viel schwieriger ist, die weibliche Rolle mit den geforderten leistungsstarken, aber gleichzeitig auch gefühlsbetonten Aspekten auszufüllen. Mädchen, die, statt die Frauenrolle zu übernehmen, in die Magersucht gleiten, erleben zumeist auch ihre Mutter im Gegensatz zum Vater als sehr leistungsstark. In solchen Familien werden Konflikte nicht besprochen, „man hat einfach keine". Aber wenn die Tochter aufhört zu essen, wird alle Besorgnis und Zuwendung durch die Mutter aktiviert. In der Praxis höre ich immer wieder, daß Mütter mit einer magersüchtigen Tochter behaupten, daß die Krankheit der Tochter unerklärbar sei, weil doch in der Familie alles so harmonisch und friedlich zugehe. Der Göttinger Familientherapeut Sperling sagt denn auch, daß sich in der Krankheit der Tochter die Krankheit der Familie ausdrücke. Daraus ist ein wichtiger Grundsatz abzuleiten: wenn ein Kind die Symptome einer Magersucht entwickelt, dann können sich Kind und Eltern allein nicht helfen. Die Verstrickungen in der Familie müssen zusammen mit einem Therapeuten bearbeitet werden.

Das äußerliche Symptom der Magersucht ist unverkennbar das extrem geringe Gewicht. Die Patientinnen sind zumeist sehr gute Schülerinnen. Sie sind in Gedanken permanent mit Essen beschäftigt. Sie halten extreme Diäten ein und erleben sich, selbst wenn sie die 40 Kilogrammgrenze unterschritten haben, als „viel zu dick". Oft nehmen sie auch noch Entwässerungs- oder Abführmittel, um weiter abzunehmen. Sie kochen gerne, aber nur für andere. Auffällig ist, und das ist ein besonders schwieriger Punkt für die betroffenen Eltern, daß diese

Töchter keinen Leidensdruck haben. Sie fühlen sich in ihrer Rolle anscheinend wohl und sind kaum dazu zu bewegen, zum Arzt zu gehen.

## Bulimie

Nicht ganz so problematisch wie die Magersucht, aber dennoch als sehr ernstzunehmend, stellt sich eine andere Störung des Eßverhaltens dar, die ohne jeden Zweifel in den letzten zwanzig Jahren viel häufiger geworden ist und in jüngster Zeit auch bei jungen Männern auftritt: die Eß-Brech-Sucht (Bulimie). Bei dieser Störung spielt das Schönheitsideal in der Gesellschaft eine ausschlaggebende Rolle, das sich etwa seit 1965 mit Twiggy verfestigt hat. Zu lange wurde propagiert, daß Blitzdiäten und Hungerkuren jedem die Chance geben, sein Körpergewicht in jedweden beliebigen Bereich der erstrebten Schlankheit zu bringen. Solche Gewichtsfixierung finden wir bereits bei achtjährigen Mädchen, die peinlich genau jede Kalorie zählen. Die Ernährung wird zum Werkzeug degradiert, um den Wunsch nach extremer Schlankheit zu realisieren. Das rigide Eßverhalten ist nur noch an Kalorien orientiert, das Denken kreist um das Essen.

In Streßsituationen, in denen die Selbstkontrolle vermindert ist, kommt es dann zu jenen Freßattacken, die natürlich wegen der riesigen Kalorienmengen, die verschlungen wurden, Angst vor Gewichtszunahme auslösen. Irgendwann kommt die Idee zu erbrechen, um die Figur nicht zu gefährden. Schuldgefühle tauchen auf – oft genug ein erneuter Auslöser für eine Eßattacke. So

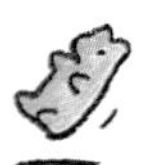

geraten die Jugendlichen in einen Teufelskreis, dem schwer zu entrinnen ist.

Die Entstehungsgeschichte der Bulimie warnt auch davor, zu schnell bei übergewichtigen Kindern mit einschneidenden Diäten zu reagieren. Nahezu alle Bulimie-Patientinnen sind während einer Diät in den Teufelskreis ihrer Krankheit geraten. Es muß noch viel häufiger und viel deutlicher gesagt werden, daß Blitzdiäten und Crashkuren ein völlig untaugliches Mittel sind, um Figurprobeme zu lösen. Im Gegenteil, langfristig führen sie eher zu Eßproblemen und Eßstörungen.

In verständnisvollen Gesprächen sollten Mütter dieses Thema ansprechen, wenn Tochter oder Sohn ein deutlich „kalorienorientiertes Eßverhalten" erkennen lassen. Eine gemeinsame Strategie kann darin bestehen, das Essen zu besprechen, auf fettarme Nahrung zu achten, um dann zu erleben, daß Kohlenhydrate nicht dick, sondern fit machen. Das Eßverhalten muß flexibler werden, die Kalorien als Bedrohung beim Essen müssen entschärft werden, zumal dafür kein objektiver Grund besteht (auch wenn es immer noch propagiert wird!). Die Mutter wird sich selbstkritisch fragen, ob sie nicht – was Diät und Bedeutung der Figur angeht – als Vorbild für ihre Tochter gewirkt hat. Wenn das bulimische Verhalten allerdings schon verfestigt ist, sollte ein fachkundiger Therapeut zu Rate gezogen werden.

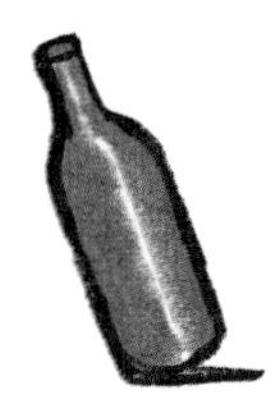

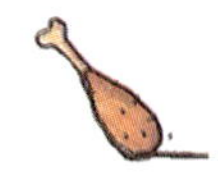



## Harmlose Probleme

Neben diesen wirklich ernstzunehmenden Störungen des Eßverhaltens gibt es eine Fülle von Auffälligkeiten, die aber weder Krankheitswert haben noch besonders behandelt werden müssen. Oft erleben Eltern das Eßverhalten ihres Kindes als „auffällig“, nur weil es (noch) vom Standard der gewohnten Eßnormen der Erwachsenen abweicht. „Auffällig“ ist für Eltern oft, wenn ihr Kind ständig das gleiche Essen haben möchte. Diesem Wunsch kann man getrost häufiger nachgeben, denn je öfter ein Kind dieses Essen bekommt, umso eher wird es ganz von sich aus eine andere Speise wählen. Die Erfahrung, daß ein Leibgericht nur durch Verknappung das Leibgericht bleibt, haben Kinder noch nicht gemacht. Folgerichtig wünschen sie sich das Essen, von dem sie wissen, daß es ihnen schmeckt. In gewisser Hinsicht ist das Verhalten logisch – in keinem Fall ist es auffällig.

Die „Augen sind oft größer als der Magen“, auch dies ist typisch für Kinder und nicht auffällig. Kinder haben noch keine so guten Erfahrungswerte, welche Mengen von bestimmten Gerichten sie satt machen werden. Da die wahrnehmbare Sättigungswirkung während des Essens schneller auftaucht, als die biochemischen Reaktionen im Körper überhaupt gemessen haben, wieviel gegessen wurde, glauben Experten, daß auch bei der Sättigung gelernte Erfahrungen eine große Rolle spielen. Der Mensch braucht die Lernerfahrung mit der ersten Schweinshaxe, um in Zukunft intuitiv zu wissen, daß eine halbe Haxe auch ausreicht. Wenn Kinder sich bei Tisch nachnehmen können, trainieren sie ihr Sättigungslernen von allein. Es ist nicht ratsam, Kinder zu zwin-

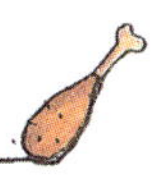

gen, alles aufzuessen, nur weil sie es sich selbst genommen haben. Es ist wichtig, daß sie ihre inneren Sättigungssignale beachten können und nicht erst dann satt sein dürfen, wenn der Teller geleert ist.

Erwachsene normieren gerne ihre Essensportionen so, als hätten sie jeden Tag genau den gleichen Appetit. Zwei Brötchen zum Frühstück ist Norm, selten wird nur ein Brötchen, selten werden drei Brötchen verspeist. Im Göttinger Eßlabor haben wir Versuchspersonen eine Astronautenkost frühstücken lassen, ohne daß sie erkennen konnten, wieviel sie essen. Erstaunlich war, wie die Nahrungsmengen von Tag zu Tag variierten. Genau dieses Verhalten zeigen viele Kinder spontan. Mal essen sie eher wenig, dann wieder riesige Portionen. Auch das ist also nicht auffällig, sondern völlig normal.

Oft ein heißes Thema in Familien: das Frühstück. Tochter oder Sohn behaupten steif und fest, daß sie keinen Hunger haben und auch wirklich nichts hinunterkriegen. Da flunkern sie nicht einmal, denn eine normale biologische Reaktion des Körpers ist es, auf Streß mit Appetitlosigkeit zu reagieren. Streß schlägt, wie die Umgangssprache sagt, auf den Magen. Deshalb leidet die Frühstückslust, wenn das Aufstehen zu knapp kalkuliert und die Atmosphäre frühmorgens hektisch ist. Kehrt etwas mehr Ruhe ein, wird auch bei manchem Kind der Frühstücksappetit wieder erwachen.

Die streßbedingte Appetitlosigkeit ist bei Kindern sehr verbreitet. Wenn Kinder ängstlich oder verstört sind und Kummer haben, essen sie viel langsamer und überdies noch viel weniger als sonst. In solchen Situationen sollten Eltern verständnisvoll reagieren und nicht zur Eile drängen. Es ist viel günstiger, ein Kind bewahrt sich

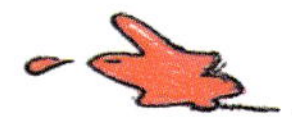



diese Art der Streßreaktion und lernt nicht, gegenteilig zu reagieren. Stichwort: Kummerspeck.

„Nun iß nicht so hastig“, fordert manche Mutter ihr Kind auf, um aber dann gegen Ende der Mahlzeit darauf zu beharren: „Nun iß mal zügig auf.“ Auch dieses gleichmäßige Essen ist typisch für Erwachsene, insbesondere für übergewichtige Menschen. Sie erinnern sich noch, als Sie Ihrem Baby die Flasche gaben? Die erste Hälfte war immer rasch ausgetrunken, doch dann dauerte es, bis der Rest schließlich auch getrunken war. Es ist also völlig richtig, wenn ein Kind zu Anfang eher schnell ißt und dann, bei aufkommender Sättigung, langsamer und langsamer ißt. So entwickelt sich eine biologische Sättigung. Eher auffällig ist, wenn Erwachsene Bissen für Bissen im gleichen Zeitabstand in den Mund schieben und abrupt aufhören, wenn alles aufgegessen ist.

An vielen Punkten können wir erkennen, daß Kinder spontan anders essen als Erwachsene. Doch darum ist dieses Verhalten kein auffälliges Verhalten. Die Kinder sind nur noch nicht in dem normierten Eßverhalten der Erwachsenen trainiert. Dabei fragt man sich allerdings, ob man nicht besser zulassen sollte, daß sich Kinder manche Spontaneität erhalten, auch wenn sie dann anders essen, als Mutter oder Vater es gewohnt sind.

## Fast Food

1971 machte das erste „McDonald's“ in Deutschland auf. Mit dieser aus den USA importierten Systemgastronomie wurde auch der Begriff „Fast Food“ in die deutsche Sprache eingeführt. Seither ist dieser Begriff fest mit

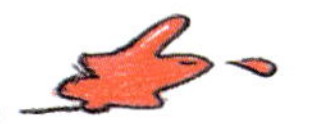

dem inzwischen „klassischen“ Hamburger und seinen vielfältigen Abkömmlingen verknüpft, obschon im Wortsinn mit Fast Food auch zahlreiche andere Varianten der schnellen Zwischenverpflegung treffend zu kennzeichnen sind.

Fast Food wurde schnell zu einem Streitthema der Generationen. Vom Verfall der Eßkultur war die Rede, während vor allem die Kids schnell ihre große Liebe zu dem Fleischpatty mit Ketchup zwischen dem Sesambrötchen entdeckten. Neben den Süßigkeiten dürfte es kaum ein Ernährungsthema geben, das zwischen Eltern und ihren Kindern so vehement und auch konfliktreich diskutiert wurde (und noch wird).

Bei genauerer Betrachtung, und um die soll es hier gehen, entpuppt sich der Streit um den Hamburger schnell als ein psychologisches und nur sehr vordergründig um ein physiologisches Problem. Argumentiert wird hart und entschieden mit ernährungsphysiologischen Argumenten. Der Hamburger sei ungesund. Die Kombination mit fettigen Pommes und zuckersüßer Cola schließlich setze der ungesunden Ernährung die Krone auf. Damit wurden alle Argumente der Kinder vom Tisch gefegt und – wie eine unserer Untersuchungen an Kindern und Jugendlichen schon vor Jahren zeigte – sogar von den jungen Tischgästen mit besonderer Vorliebe für Hamburger übernommen. Schließlich waren selbst unter denen, die sich häufig in der amerikanischen Systemgastronomie bedienten, genau 80 % davon überzeugt, daß das Essen dort ungesund sei. Sogar 36 % der Kinder räumten ein, daß sie den Hamburger nicht einmal gerne mögen. Dennoch zählten sie zu den festen Gästen.

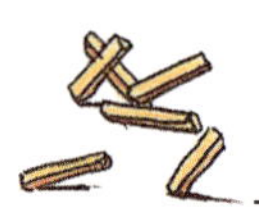



Für Psychologen ist das Ganze mehr eine Frage des Lebensstils. So wie der Feinschmecker, der am Stehtisch eines „Edel-Fast-Food-Standes“ mit seiner Hummerschere und einem Glas Champagner natürlich mehr bekommt als nur das bißchen Krebsfleisch und den kostbaren Schaumwein, bietet die Systemgastronomie den Kindern und Jugendlichen einen Aufenthaltsraum für das schnelle Essen zwischendurch, der ihnen offenbar besser gefällt als das deutsche Gasthaus. Kurz: das Ambiente bestimmt stärker mit, daß dort gegessen wird. Keinesfalls betrachten Jugendliche die Atmosphäre dort als ideal, doch die Untersuchungen zeigten, daß der Ort der Hamburger, ähnlich wie die Pizza-Ecke, unter den wirklich wenigen Angeboten für Kinder und Jugendliche am meisten gefallen. Der deutsche Ernährungsbericht stellte damals fest: Jugendliche akzeptieren die Fast Food-Restaurants, nicht weil sie optimal auf ihre Bedürfnisse eingehen, sondern weil sie einfach „da sind“ und ihnen nichts Besseres geboten wird.

In der Tat, die schnellen Verzehrmöglichkeiten für die kleine Mahlzeit zwischendurch sind lange nicht so entwickelt, wie die Menschen in den letzten Jahren mobiler geworden sind. Da dominiert der fettreiche Imbiß mit Wurst und Semmel, Frikadelle mit Senf oder Mettbrötchen mit Zwiebeln. Ernährungsphysiologisch schneiden diese traditionellen Fast Food-Angebote in aller Regel schlechter ab als der amerikanische Import. Fast Food, gleich in welchen Varianten, ist im Durchschnitt zu fett. Das lassen die Lebensmittelsteckbriefe im Anhang (Seite 153) deutlich erkennen. Immerhin läßt die Systemgastronomie, deren zentrales Angebot der Hamburger ist, einige andere Kombinationen mit Salat und Milchshakes zu,

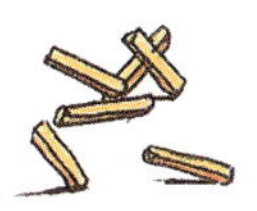

die ein traditionell deutscher Imbiß selten bietet. Selbst die Pommes Frites sind dort weniger fettreich als aus mancher Friteuse am Straßenrand.

Das Fast Food-Angebot wird sich erweitern. Gemüse- und Salatbars sowie ein größeres Angebot von belegten oder gefüllten Getreideprodukten sind häufig schon verfügbar. Der mobile Lebensstil verlangt nach flexiblen, unkomplizierten Möglichkeiten einer raschen Zwischenmahlzeit. Kinder und Jugendliche waren die ersten, die diese Möglichkeiten aufgegriffen haben, während ihre Eltern zunächst kritisch und abratend noch eher den gemeinsamen Eßtisch zu Hause im Auge hatten.

Es wird eine Aufgabe der Zukunft sein, das gemeinsame Essen in der Familie mit den flexiblen und situationsbezogenen Essensanforderungen einer mobilen Gesellschaft in ausgewogenen Einklang zu bringen. Die Chance, die die Systemgastronomie nutzen kann, wird sie in Zukunft auch mit noch variationsreicheren Angeboten – hoffentlich auch noch zielgruppenspezifischer auf die Bedürfnisse von Kindern und Jugendlichen abgestellt – ausfüllen. Am Hamburger jedenfalls sollten sich unterschiedliche Lebensstile und Auffassungen von Kind und Eltern nicht austoben. So wichtig ist er für unsere Ernährung nun auch wieder nicht, und ein solcher Stellenwert kommt ihm im Gesamtzusammenhang der Ernährung auch nicht zu. Wir haben bereits besprochen, wie Eltern durch gut gemeinte Ratschläge das Eßverhalten ihres Kindes in genau die Richtung abdrängen, in die es nicht abdriften sollte.

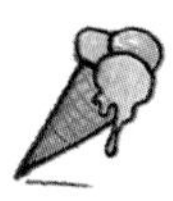



## Süßigkeiten

Süßigkeiten sind der Stoff, aus dem Konflikte erwachsen. Zucker gilt als Inbegriff der ungesunden Ernährung einerseits (macht dick, macht Karies), andererseits soll er, wie weite Teile der Bevölkerung angeben, „beruhigen" und „Nervennahrung" sein. Zucker gilt als Vitaminräuber und manche, die sich für Experten halten, schieben die geballte Last der ernährungsabhängigen Erkrankungen dem weißen Zucker in die Schuhe und loben im gleichen Atemzug die Wirkung des Bienenhonigs. Mit der Vorliebe für den süßen Geschmack kommen Menschenkinder auf die Welt. Damit ist der Konflikt vorprogrammiert, zumal Süßes in zahllosen Formen und Farben überall angeboten wird. Die Eltern stehen zwischen den Stühlen, und was sie oft verhindern, holen dann Omas nach. Gibt es eine Lösung?

Zunächst gilt es, den ernährungsphysiologischen Stellenwert von Zucker zu klären. Zucker, fachmännisch Saccharose genannt, ist ein konzentriertes Kohlenhydrat mit gut 4 Kalorien je Gramm. Es besteht aus zwei Bausteinen: der Fruktose und der Glukose. Andere kohlenhydrathaltige Lebensmittel wie Kartoffeln oder Brot bestehen aus Verknüpfungen von vielen Bausteinen. Je mehr Bausteine kombiniert werden, desto weniger süß schmeckt ein Lebensmittel, desto langsamer wird es verdaut. Das Endprodukt im Körper jedoch ist immer Glukose – egal, welche Bausteinkombination gegessen wurde. Das beweist schon auf den ersten Blick, daß Zucker für den Organismus nicht so schädlich sein kann, wie oft behauptet wird, denn alle Kohlenhydrat-Lebensmittel werden zu Glukose.

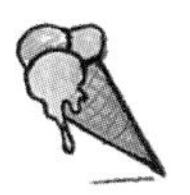

Doch damit ist die Aufzählung, was Zucker dem Organismus liefert, auch bereits zu Ende. Zucker hat keine weiteren Inhaltsstoffe – er liefert Kohlenhydrate in konzentrierter, purer Form. Das ist zum Leben zu wenig. Dies ist auch der Grund, warum Zucker in der Ernährung seinen wohldosierten Platz erhalten sollte. Die Bereitstellung der Vitamine und Mineralstoffe bleibt anderen Lebensmitteln vorbehalten.

In einer umfangreichen Studie kamen Wissenschaftler in den USA zu der Feststellung, daß Zucker die Entstehung von Krankheiten nicht in einem besonderen Ausmaß fördert. Ausnahme: Karies (s. folgenden Abschnitt). In den USA gibt es ein „Sicherheitszertifikat" für Lebensmittel, so auch für Zucker. Damit relativieren sich Risiken und Nutzen des Zuckers. Übrigens: Was für den Zucker gilt, trifft auch für andere Süßungsmittel wie Honig, braunen Zucker, Sirup, etc. in gleicher Weise zu.

Die Deutsche Gesellschaft für Ernährung bestätigt in der neuesten Ausgabe über die Nährstoffempfehlungen, daß bei ausgewogener Ernährung ein Anteil von 10 % Zuckerkalorien akzeptiert werden kann. Das sind umgerechnet ca. 50 bis 60 Gramm Zucker am Tag. Die Lebensmittelsteckbriefe lassen erkennen, was man sich dafür an Süßigkeiten erlauben kann (ab Seite 153). Ein deutlich höherer Konsum an zuckerhaltigen Lebensmitteln ist also nicht deshalb problematisch, weil Zucker schädliche Wirkungen hat (von Karies einmal abgesehen), sondern weil mit Zuckerkalorien andere Kalorienträger ersetzt werden, die die wichtigen Ballaststoffe, Vitamine und Mineralstoffe enthalten.

Zurück zum süßen Geschmack, den Babys lieben. Die angeborene Vorliebe für das Süße bestimmt keinesfalls darüber, wie süß etwas sein muß, damit es so richtig gut schmeckt. Die Zuckerkonzentration ist eindeutig vom Erfahrungslernen abhängig. So sind manche Kinder mit einem objektiv schwachen Süßgeschmack bereits sehr zufrieden, während andere Kinder gelernt haben, in eine Tasse mindestens fünf Stück Würfelzucker zu werfen.

In gewisser Weise gibt unseren Kindern natürlich die Lebensmittelindustrie diese süße Schwelle vor, denn Milchmischgetränke, Cola und andere Süßwaren sind sicher eher süßer, als es im Hinblick auf die geschmackliche Akzeptanz der Kinder sein müßte. Was für Zucker gilt, trifft übrigens auch für Salz zu. Es hängt allein von der Erfahrung ab, ob Essen mit wenig oder viel Salz gut schmeckt.

Was häufig nicht beachtet wird, weil nur an Zucker gedacht wird, ist der hohe Fettgehalt vieler Süßigkeiten. Wenn immer behauptet wird, daß Süßigkeiten dick machen, dann besteht heute Übereinstimmung darin, daß diese unerwünschte Nachwirkung weniger auf den Zuckergehalt als vielmehr auf den Fettgehalt der Süßigkeiten geschoben werden muß. Fettfreie Süßigkeiten sind auch eher selten: Gummibärchen, Fruchtbonbons, Kaugummi, Zucker, Honig – das ist schon alles.

Eine sehr gut nutzbare Funktion des Zuckers muß noch angesprochen werden. Da Süßes von Kindern gut akzeptiert wird, kann Zucker sinnvoll gebraucht werden, um Lebensmittel, die auf spontane Abneigung stoßen, aber durchaus verzehrt werden sollten, geschmacklich attraktiver zu machen. Manche Kinder lehnen Trinkmilch ab, können aber durch gesüßte Milchmischgetränke ihren Kalziumbedarf decken. Auch Getreideprodukte

(Müsli, Flocken, etc.) zum Frühstück werden durch Zucker „aufgewertet“.

Zum konfliktfreieren Umgang mit Süßigkeiten kann mit dem Kind eine flexible Planung vereinbart werden. Es werden Mengen zunächst für zwei, dann für drei Tage, schließlich für eine Woche festgelegt. Innerhalb dieses Zeitraumes entscheidet das Kind selbst, was und wieviel es naschen möchte. Dieser Freiraum der Eigenentscheidung steigert nicht die Attraktivität des Süßen, wie es rigide Verbote zur Folge hätten. Das Kind kann immer mehr die Erfahrung machen, daß ein Vorrat an Süßigkeiten viel weniger reizt, davon zu essen, als wenn

### Instinkt durch Süßlust übersteuert

Die Vorliebe für süß ist kein Privileg des Menschen. Auch viele Tiere lassen sich durch den süßen Zungenreiz verführen. In einem berühmten Experiment entnahm man Ratten die Nebennierenrinde. Wenn diese so operierten Ratten anschließend extrem viel Salz fressen, können sie überleben. Normalerweise entwickelt sich auch instinktiv eine Vorliebe für Salz. Werden Ratten jedoch vor der Operation an süße Kost gewöhnt, dann wählen sie auch nach der Operation süße, lustvolle Nahrung, verschmähen das Salz und sterben. Das kann ein Hinweis sein, daß auch beim Menschen die biologische Regulation der Nahrungswahl durch starke sensorische Reize übersteuert wird.

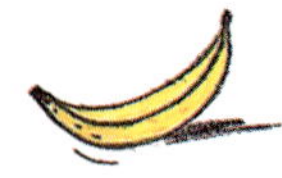



um jedes Bonbon gebettelt werden muß. Ausreichende Zahnpflege – das ist sicher – entschärft das konfliktreiche Ernährungsrisiko Zucker nachhaltiger als eine zu strenge Verknappung des Zuckers selbst.

## Karies

Karies ist ohne Zweifel die im Kindes- und Jugendalter verbreitetste „ernährungsabhängige Krankheit“, die – wie ein neues Gutachten des Gesundheitsministers berechnet – 30 Milliarden Mark jährlich verschlingt. Die Entstehungsgeschichte ist gut erforscht. Zucker, aber auch andere schnell vergärbare Kohlenhydrate, sind eine ideale Nahrung für die im Mund lebenden Mikroorganismen. Diese Bakterien, die in den Zahnbelägen angesiedelt sind, wandeln ihre Nahrung in Säure um. Damit beginnt ein Prozeß, der zur Karies führen kann. Mineralbausteine werden durch die Säure aus dem Zahnschmelz gelöst, wodurch zunächst winzig kleine Löcher entstehen. Entmineralisierung nennen Zahnärzte diesen Vorgang. Doch noch kann sich die Natur selbst helfen und einen Reparaturprozeß einleiten. Als Remineralisierung bezeichnen Fachleute diesen Vorgang, wenn die herausgelösten Mineralbausteine wieder durch neue Bausteine ersetzt werden, die immer im Speichel vorhanden sind.

Herauslösen und Wiedereinfügen führt also nicht zur Karies, vorausgesetzt, es ist genügend Zeit da, damit der Remineralisierungsprozeß bis zu Ende ablaufen kann. Kommt jedoch vorher schon neue Nahrung für die Bakterien, startet die Säureproduktion und damit auch

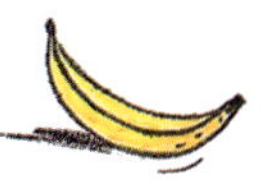

die Entmineralisierung von neuem. Die winzigen Löcher werden größer – Karies entsteht.

Wer blitzsaubere Zähne hat – ohne jeden Belag – verhindert die Basis für die Kariesentstehung. Doch das erfordert ein sehr trainiertes Zähneputzen. Wer die Zusammenhänge kennt, wird vor allem darauf achten, nicht ständig und womöglich noch über den ganzen Tag verteilt, etwas Süßes zu naschen. Das führt zu fortgesetzter Demineralisierung ohne jede Chance der körpereigenen Reparatur. Die verheerenden Auswirkungen mit den süßen Säuglingstees, die stundenlang die Zähne umspülten, sind noch in deutlicher Erinnerung.

Wenn die Ernährungswissenschaftler heute empfehlen, mehr Kohlenhydrate zu verzehren, dann heißt das auch, noch nachhaltiger und sorgfältiger die Zähne zu putzen. Für unterwegs kann empfohlen werden, nach der Mahlzeit einen zuckerfreien Kaugummi mindestens 20 Minuten lang zu kauen. Das fördert den Speichelfluß, der sowohl die Säure verdünnt als auch den Prozeß der Remineralisierung einleitet. Natürlich zeigen sich auch bei der Kariesanfälligkeit große Unterschiede von Kind zu Kind, die genetisch bedingt sind. Doch die Haupteinflußfaktoren sind Ernährung und Mundhygiene.

## Zuckerfreie Süßungsmittel

Nicht alles, was süß schmeckt, fördert Karies. Zwei grundverschiedene Arten von Süßungsmitteln stellt die Ernährungsindustrie her, die den Zähnen nichts anhaben können. Es sind die kalorienfreien Süßstoffe, die jeder von den „Light-Limonaden“ oder „Light-Joghurts“ her

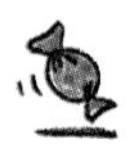


kennt. Pur gibt es sie in den winzigen Tabletten, die man sich in den Kaffee oder Tee wirft, um Kalorien zu sparen. Auf dem Markt sind verschiedene Substanzen zugelassen: der älteste Süßstoff ist Saccharin, heute meist in Kombination mit Cyclamat angeboten (bekannt als „Natreen"). Von größerer Verbreitung ist inzwischen Aspartame, ein im Grunde „natürlicher" Süßstoff, der aus zwei Eiweißbausteinen zusammengesetzt ist (bekannt als „Nutrasweet"). Für die Gesundheit des Menschen sind diese Süßstoffe ohne Risiko, wenn sie in „üblichen Verzehrsmengen" aufgenommen werden.

Neben diesen Süßstoffen gibt es noch *Zuckeraustauschstoffe.* Das sind Substanzen wie Sorbit, Xylit, Mannit oder Palatinit. Den Zähnen können sie nichts anhaben, aber – im Gegensatz zu den Süßstoffen – liefern sie Kalorien. Da diese Zuckeraustauschstoffe selbst Volumen haben, werden sie vor allem gerne zur Herstellung von Süßigkeiten verwendet. Den winzigen Mengen von Süßstoff, die ausreichen würden, ein Bonbon zu süßen, fehlt – wie die Fachleute sagen – „Körper", um dem Bonbon seine Masse zu geben. Zuckeraustauschstoffe haben auch eine unschöne Wirkung: Bereits in etwas höheren Mengen (oft „reichen" 2 bis 4 Bonbons) wirken sie abführend. Daran sollte gedacht werden, wenn Kinder Süßigkeiten mit Sorbit oder Xylit essen. Ein fast untrüglicher Hinweis auf solche Zuckeraustauschstoffe bei Süßigkeiten und Kaugummis ist der Packungshinweis „Ohne Zucker". Oft findet sich auf solchen Süßigkeiten auch das Zahnmännchen mit Schirm von der „Aktion Zahnfreundlich". Ohne Zucker, das stimmt. Zahnfreundlich, stimmt auch.

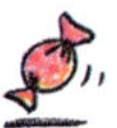

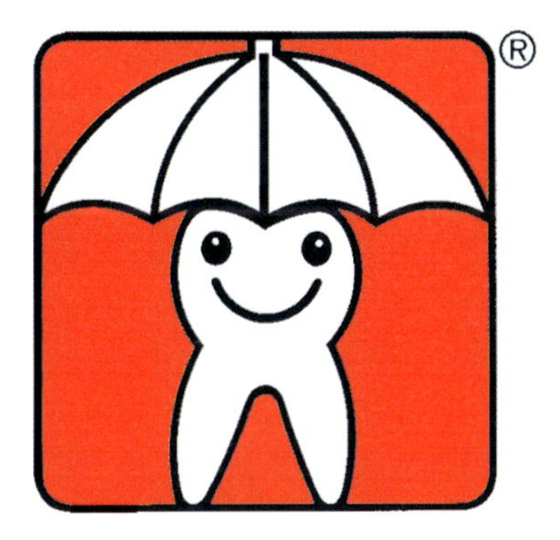

Zahnfreundliche Süßwaren

Aber: es sind Kalorien enthalten. Und an die abführende Wirkung sollte gedacht werden.

Sind solche Süßungsmittel also das Patentrezept, um die Kinderlust auf Süßes zu stillen? Sind Light-Limo und Light-Cola die idealen Kindergetränke? Bieten diese neuen Lebensmittel einen Genuß ohne Reue?

Grundsätzlich möchte ich kurz und bündig mit „nein" antworten. Wer nur an Karies denkt, könnte natürlich schnell mit „ja" antworten. Doch wenn wir über Ernährung sprechen, dann sprechen mehr physiologische und psychologische Fakten gegen diese zuckerfreien Süßprodukte. Die Gefahr, die vom Zucker für das Gewicht und damit für die Verursachung von Übergewicht ausgeht, ist in der Vergangenheit erheblich überschätzt worden. Fett, nicht aber Kohlenhydraten, kommt hier die entscheidende Rolle zu. Nebenbei sei angemerkt, daß die besonders fettreichen Süßigkeiten (Schokolade) kaum mit Süßungsmitteln hergestellt werden. Teils ist dies technisch nicht möglich, teils verbietet es das Lebensmittelgesetz.

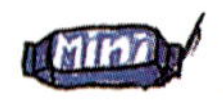




Mit den Süßungsmitteln kann kaum ein angemessener Umgang mit dem Süßbedürfnis trainiert werden. Es ist für Kinder schwer zu verstehen, warum es das süße Bonbon A lutschen darf, das ebenso süße Bonbon B aber nicht. Sie würden sicher nicht auf die Idee kommen, Ihrem Kind alkoholfreies Bier zu geben. Die Gefahr, daß so generell die Lust auf Bier gefördert wird, ist zu groß.

So spricht, neben der zahnfreundlichen Wirkung, eigentlich kaum etwas für diese Süßungsmittel. Auch

## Läßt der Organismus sich täuschen?

Ein ungewöhnliches Experiment im psychologischen Institut der Universität Leeds in England: Versuchspersonen bekommen einen Becher Joghurt, einmal „natur", dann mit Süßstoff oder mit Zucker. Später wählen sie am Büfett ihre Mittagsmahlzeit nach Belieben. Dr. John Blundell zählt am Abend die Kalorien zusammen. Die Überraschung ist groß, als klar wird, daß die Versuchspersonen, die vormittags den Süßstoff-Joghurt aßen, abends mehr Kalorien aufgenommen haben als alle anderen Versuchsgruppen.
Dieser Befund ist bis heute umstritten. Er zeigt jedoch, daß mit mancher Überraschung zu rechnen ist, denn der Organismus ist offenbar klüger, als es die reine Kalorienmathematik annimmt.

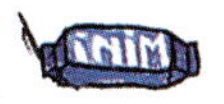

wenn sie nicht gesundheitsriskant sind, so ist bislang noch nicht ausreichend erforscht, wie Süßstoffe auf die Sättigungsregulation wirken (s. Kasten). Bei Kindern kann es zudem relativ leicht vorkommen, daß sie mit größeren Konsummengen die vorgeschriebenen Höchstmengen erreichen oder überschreiten.

Eigentlich überflüssig zu sagen: eine ganz andere Bedeutung haben diese Süßungsmittel natürlich bei zuckerkranken Kindern und Erwachsenen. Was hier gesagt wurde, gilt natürlich nur für stoffwechselgesunde Menschen.

## Essenszeiten

Feste Essenszeiten sind der notwendige organisatorische Versuch, Küche, Arbeit, Hunger und Freizeit miteinander zu kombinieren. Eine ernährungsphysiologische Begründung für die gewohnten drei großen Mahlzeiten am Tag, wie sie in Mitteleuropa üblich sind, gibt es nicht. Im Gegenteil: Ernährungsphysiologisch betrachtet wäre es sehr viel günstiger, ständig immer ein bißchen zu essen, um große Schwankungen z. B. im Blutzuckerspiegel und der Insulinausschüttung zu vermeiden. Doch das läßt sich weder in der Schule noch am Arbeitsplatz verwirklichen.

Wir lernen daher während des kulturellen Eßtrainings nicht nur, bestimmte Speisen zu mögen; wir haben auch gelernt, bestimmte Gerichte zu bestimmten Zeiten zu essen und zu eben diesen Zeiten den entsprechenden Hunger zu haben. Der deutsche Appetit hat traditionsgemäß am Morgen zu erwachen, um eine Mahlzeit nach

„Art eines Kaisers“ zu vertilgen. Mittags dient ein „König“ als Vorbild, während der Appetit am Abend dem eines „Bettelmannes“ gleichkommen soll. Uns Eltern ist diese oft gehörte Essensregel wohlbekannt.

Franzosen sehen das anders, wenn sie frühmorgens ihren Café au lait schlürfen und kaum etwas Festes essen. Unsere niederländischen Nachbarn haben, weil über Mittag viele berufstätig sind, schon vor Jahren die warme Mahlzeit auf den Abend gelegt und erfreuen sich gegen 13 Uhr an belegten Broten. Beispiele dafür, daß es keine „Naturregel“ für feste Essenszeiten gibt. Aus biologischer Sicht sind flexible Essenszeiten dagegen sinnvoll, nämlich dann, wenn der Körper sein Hungersignal nach Nahrung aussendet.

*„Aber wenn jeder ißt, wann er will, dann trifft unsere Familie überhaupt nicht mehr zusammen“*, das ist der Einwand, den ich tausendmal von Müttern gehört habe, wenn ich für flexible Essenszeiten plädiert habe. Ich nehme diesen Einwand ernst. Die gemeinsame Mahlzeit scheint inzwischen (wenn es sie überhaupt noch häufig genug gibt) die einzige Gelegenheit, bei der die Familie zusammenkommt. Das war übrigens im letzten Jahrhundert auch so, als zwischen Arbeit, Nahrungsbeschaffung und Schlafen kaum auf andere Art Zeit blieb, um zusammenzusitzen. Heute brauchen unsere Kids bereits einen Terminkalender, um Schule und Freizeit zu koordinieren. Während früher aber nur einmal am Tag der Ofen angeheizt wurde, um das warme Gemeinschaftsessen auf den Familientisch zu bringen, erlaubt heute die Mikrowelle das warme Essen zu jeder individuell gewünschten Zeit.

Mein Plädoyer zielt nicht darauf ab, die festen Essens-

zeiten „abzuschaffen“, auch wenn sie physiologisch nicht begründbar sind. Das gemeinsame Essen hat ganz gewiß eine soziale, psychologische Funktion, die aus der gemeinsamen Nahrungsaufnahme eben das gemeinsame Essen gestaltet. Doch wie wäre es, wenn wir alle etwas mehr Flexibilität einüben würden? Wer bereits seinen kleinen Appetit mit einer Zwischenmahlzeit befriedigt hat, muß bei der gemeinsamen Hauptmahlzeit nicht mehr das komplette Menü aufessen. Die Regel vom Kaiser, König, Bettelmann können wir im Schlaraffenland getrost vergessen. Früher war die gemeinsame Mahlzeit wichtig, um Nahrung zu bekommen. Heute ist die gemeinsame Mahlzeit wichtig, um Erlebnisse zu berichten, Neuigkeiten auszutauschen, miteinander zu reden. Der Hunger treibt keinen mehr an den Tisch. Darum sollte die uralte Anstandsregel auch endgültig abgeschafft werden, die da heißt: „Bei Tisch redet man nicht.“

## Mikrowelle und Fertiggerichte

Vorstellbar ist es: eine Wohnung ohne Küche im Jahr 2000. Kaum jemand weiß noch, wie eine dunkle Soße gemacht wird. Kaum jemand erinnert sich, wie lange Kartoffeln früher gekocht wurden. In einer kleinen Nische steht die Mikrowelle. Tiefgekühlte Menüschalen, Fertiggerichte aus der Folie, mitgebrachte Speisen vom Kiosk um die Ecke wandern in die Mikrowelle. In wenigen Minuten ist das Essen auf dem Tisch. Für viele Deutsche eine Horrorvision, für viele Amerikaner bereits Alltag. Aber für Eltern durchaus ein Thema, denn wir müssen uns fragen, wie unsere Kinder in zwanzig

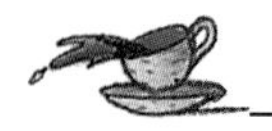


Jahren essen werden. In diesen zwei Jahrzehnten wird sich das Eßverhalten revolutionieren. Überlassen wir es dem Zeitgeist, oder wollen wir den Trend mitbestimmen?

Zunächst einige sachliche Feststellungen. Die Mikrowelle ist eine schonende, gesundheitlich völlig unbedenkliche Methode, um Speisen zu erhitzen. Die Gerätesicherheit ist sehr hoch. Beim Umgang sollte daran gedacht werden, die Speisen während des Erhitzens mindestens zweimal umzurühren, damit eine gleichmäßige Erwärmung stattfindet. Ansonsten werden nicht alle Keime abgetötet, die riskant sein können. Das Konservieren von Lebensmitteln bei minus 20 °C ist die Methode, die Nährstoffe am meisten schont. So hat tiefgekühltes Gemüse mitunter mehr Nährstoffe als „frisches" Gemüse, das auf dem Markt einige Stunden bei Licht und Sonne herumlag. Mikrowelle und Tiefkühlkost (gekauft oder selbstgemacht) passen also gut zusammen. Aus gesundheitlicher Sicht ergeben sich keine Probleme.

Bei Fertiggerichten scheiden sich die Geister. Der wichtigste Diskussionspunkt ist wohl der Geschmack. Doch das muß jeder für sich selbst entscheiden. Aus ernährungsphysiologischer Sicht gibt es keine gravierenden Einwände gegen Fertiggerichte. Sie sind aber immer „Lebensmittelmischungen", und die Zutatenliste informiert nicht in jedem Falle über alle Zutaten, die verwendet wurden. So reicht es in bestimmten Fällen aus, auf eine „Gewürzmischung" hinzuweisen, ohne die einzelnen Gewürze zu nennen. Das ist für Allergiker häufig ein Problem.

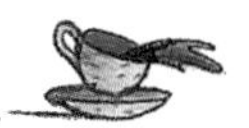

Die „Nahrung von der Stange" wird aber vor allem unsere Einstellungen gegenüber dem Essen verändern. Es ist ein weiterer Schritt zu einer Standardisierung des kulturellen Geschmacks. Das schränkt den individuellen Freiraum ein, ohne daß man es richtig bemerkt. Die Notwendigkeit, sich auch mit Kochlöffel und Pfanne in der Küche kreativ zu betätigen, entfällt. Wenn dann tatsächlich die Mikrowelle in der Nische die einzige Quelle ist, die uns zu Hause mit Essen (oder besser: mit Nahrung) versorgt, dann ist es zu spät, um diesen Prozeß umzukehren.

Die Küche sollte neben dem Kinderzimmer zu einem attraktiven Lebensraum für Kinder werden. Mithelfen beim Kochen und Backen, selbständig ihre Mahlzeiten zubereiten, das macht Kindern Spaß. Aber nur, wenn sie auch in den Augen der Mutter einmal so wirtschaften können, wie sie es für richtig halten. Als lohnendes Erziehungsziel würde ich mir wünschen, daß auch die nachwachsende Generation mit Spaß und dem nötigen Know How ein warmes Essen in drei Gängen zubereiten kann, wenn im Jahre 2000 die Mikrowelle wegen eines technischen Defekts ausfällt.

Als mein Sohn gerade rief, daß er Hunger habe, bat ich ihn, das Kapitel zu Ende schreiben zu dürfen. Als ich dann in die Küche kam, verspeiste er genüßlich einen Pfannkuchen, den er sich selbst aus Grundzutaten* gebacken hatte. Die erste Version, etwas zu schwarz geworden, lag im Müll. Die Küche sah leicht mitgenom-

* Welches Rezept? „Alles so mit Milch zusammengerührt. Mehl, ein Ei, etwas Salz und Zucker. Anschließend mit Nußnougatcreme bestrichen."

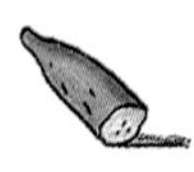



men aus. Aber der Pfannkuchen (Versuch 2) schmeckte herrlich. Ich war mir in diesem Augenblick sicher, daß ein BigMac nichts ist gegen den Pfannkuchen „made by myself".

## Pausenbrote

Das ist wahrlich ein Dauerthema, an dem sich Eltern, Kinder, Lehrer, Hausmeister, Ernährungsberater und Kultusminister seit Jahren reiben. Trotz sogenannter „Müsli-Erlasse", Aktionen und Faltblätter mit immer neuen Vorschlägen hat sich kaum etwas im Schulalltag der Kinder geändert. Das Thema Pausenbrot ist immer noch aktuell. Es ist mehr eine Frage der Organisation als eine Frage an die Ernährungswissenschaft.

Kinder können lange nicht so gut wie Erwachsene Energie speichern. Ihre Energiereserven erschöpfen sich schneller. Einen ganzen Schulmorgen können sie nicht durchhalten, auch wenn sie zu Hause bereits gefrühstückt haben. Also muß in der großen Pause nachgetankt werden, sonst fällt der Blutzuckerspiegel ab, das Kind wird unkonzentriert, es fühlt sich nicht mehr wohl. Das ideale Pausenbrot ist die gute, alte Klappstulle mit magerer Wurst oder Käse dazwischen, ergänzt durch Obst oder Gemüse und einem Viertel Liter Milchgetränk in den verschiedenen Varianten (Natur, Fruchtmilch, Kakao). Eine solche „Tankfüllung" liefert die Grundlage für die nächsten Schulstunden. So einfach ist das.

Doch jede Menge Schwierigkeiten in der Realität. Kinder haben einen großen Bewegungsdrang. Wenn schon große Pause, dann wollen sie auf dem Schulhof

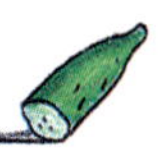

toben. Keine ideale Gelegenheit, um in Ruhe die Stulle zu verzehren. Für ihre Milchgetränke müssen sie anstehen, und häufig müssen sie heute am Ende der Pause wieder anstehen, um das Pfand für die Glasflasche zu bekommen. Keine ideale Situation, um Kindern Lust auf Schulmilch zu machen. Vielen Kindern wird kein Pausenbrot mitgegeben, wieder andere Kinder bekommen riesige Butterbrotpakete, die ein Schwerstarbeiter nicht aufessen kann. Das fördert nicht den Appetit. Verlockend die Angebote beim Hausmeister oder am Kiosk. Da wird zur schnellen Pausenschnitte mit einer Cola gegriffen. Trotz der Müsli-Erlasse. Von wenigen Ausnahmen abgesehen, kenne ich keine Schule, die den Kindern eine attraktive Auswahl an belegten Broten, Frischobst, Gemüse, Sauermilchprodukten oder gar kleinen, fertig zubereiteten Zwischenmahlzeiten anbietet.

Unter dem Motto „Gemeinsam schmausen in den Pausen“ wurde in Niedersachsen die gemeinsame Eßpause mit dem Lehrer eingeführt. Nach dem Frühstück in der Klasse beginnt die Spielpause. Das hat sich sehr gut bewährt. Die Hausmeister unterstützen diese Aktion, weil der Müll in der Klasse entsorgt wird. Die Milchgetränke werden im „Klassensatz“ abgeholt. Die Schüler sind zufrieden, weil sie – wie sie selbst häufig sagen: „Jetzt in Ruhe essen können.“ Beim gemeinsamen Frühstück kann getauscht werden. Was der eine Schüler zuviel hat, fehlt einem anderen. Zudem melden die Schüler selbst bei ihrer Mutter ihre Wünsche an, denn plötzlich ist durch die besondere Eßpause das zweite Frühstück zu einem wichtigen Ereignis geworden. Unnötig zu sagen: Kaum ein Kind in dieser Situation packt eine

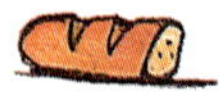



Cola oder eine Tafel Schokolade aus seinem Rucksack. Die Kinder entwickeln in dieser Gemeinschaftssituation ihre eigenen Frühstücksregeln.

Das klappt alles ganz unproblematisch, wenn die Lehrer mitmachen. Vielleicht auch eine Anregung für Sie, beim nächsten Elternabend vorzuschlagen, daß ihre Kinder auch einmal „gemeinsam schmausen in den Pausen".

## Fleisch

*„Fleisch, ein Stück Lebenskraft"*, so heißt es in der Werbung der deutschen Landwirtschaft. *Vegetarier leben gesünder*, halten Ernährungsmediziner dagegen. Die Wahrheit liegt, wie immer beim Essen und Trinken, in der Mitte.

Fleisch und Fleischwaren sind wichtige Nährstofflieferanten, so vor allem für manche B Vitamine ($B_1$ und $B_2$) und Eisen. Tierisches Eisen wird vom Körper fünfmal besser verwertet als jenes aus Pflanzen. Auch der Spinat kann mit Fleisch nicht mithalten! Darum muß aber nicht täglich eine Fleischportion auf den Teller. Auch Kinder, die kein Fleisch mögen, können sich durchaus vollwertig ernähren. Das zeigen die medizinischen Untersuchungen an Vegetariern. Das Eisen wird viel besser aufgenommen, wenn gleichzeitig Vitamin C aufgenommen wird. Das Glas Orangensaft zum Frühstück macht also das Eisen im Brot für den Körper besser verwertbar.

Doch mit zwei bis drei Fleischmahlzeiten in der Woche ist es einfacher, seinen Nährstoffbedarf zu decken.

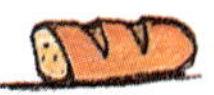

Das Fleisch sollte wegen der nicht gerade gesunden Röststoffe nicht stark angebraten werden. Wenn Sie Ihrem Kind abwechselnd mageres Schweine-, Rind- und Geflügelfleisch anbieten, machen Sie alles richtig. Zumal das Fleischangebot in den letzten Jahren deutlich weniger Fett hat.

Etwas problematischer ist es mit Wurst. Besonders Streichwürste, wie die von vielen Kindern geliebte Leber- und Teewurst, haben immer noch jede Menge Fett. Bis zu 50 % Fett kommen da mit der Wurst auf die Stulle, was noch verschärft wird, wenn zwischen Wurst und Brot noch Streichfett liegt. Doch inzwischen haben auch die Fleischer fettärmere Varianten erfunden, die überall zu kaufen sind. Zudem gibt es eine Fülle an fettarmem Aufschnitt wie Geflügelpastete, Corned Beef, Schinken.

Ein Wort zu den Eiern: sie sind sehr reich an Nährstoffen, schließlich sollte ein Küken davon leben. Doch gleichzeitig haben Eier sehr viel Cholesterin (250 Milligramm in einem Eigelb), von dem nicht mehr als 300 Milligramm pro Tag gegessen werden sollten. Gegen zwei bis drei Eier in der Woche, so das Forschungsinstitut für Kinderernährung in Dortmund, ist nichts einzuwenden. Das heißt aber nicht, daß Kinder Eier essen sollten. Wenn sie keinen Appetit darauf haben, dann ist das auch gut!

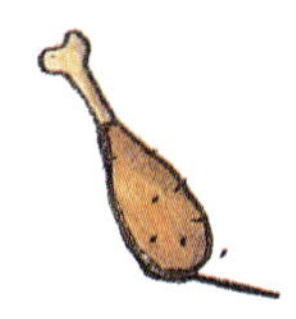

## Fruchtsäfte in allen Variationen

Das wichtigste Lebensmittel ist Wasser! Die deutsche Trinkwasserverordnung ist so streng, daß wir in Deutschland, neben einigen skandinavischen Ländern, das beste Wasser direkt aus dem Hahn haben. Es spricht also nichts dagegen, den Kindern diese immer verfügbare Quelle zu empfehlen. Doch attraktive Mitbewerber stehen massenweise in den Regalen der Supermärkte und werben um die Gunst der Kinder: Fruchtsäfte, Fruchtnektare, Fruchtsaftgetränke, Limonaden. Mit Multivitaminen angereichert. Neuerdings auch mit Kalzium. Sind sie die Kindergetränke par excellence?

Ein Blick in das Lebensmittelgesetz schafft Klarheit:

Die Bezeichnung „Fruchtsaft" steht für 100 % Saft, der weder verdünnt noch (von wenigen Ausnahmen abgesehen) mit Zucker versetzt werden darf. Zugelassen ist auch, den Saft zum Transport einzudampfen und das Konzentrat dann wieder aufzufüllen. Das muß deklariert sein: *aus Konzentrat.*

Der Name „Fruchtnektar" klingt gut, erinnert er doch an den Göttertrank der Griechen. Doch sein Fruchtsaftgehalt liegt zumeist nur noch zwischen 25–50 %. Neben der Verdünnung mit Wasser darf auch Zucker zugesetzt werden.

Noch „dünner" ist ein Fruchtsaftgetränk. Der Fruchtanteil beträgt nur noch 6 % bei Zitrusfrüchten. Kernobst- und Traubensäfte haben 30 % Fruchtanteil. Der Rest: Wasser und Zucker.

Limonaden enthalten viel Wasser, natürliche Essenzen, Säuren, Zucker. Ihr Fruchtanteil liegt zwischen 3

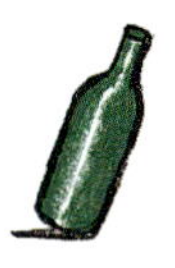

und 15%. Colalimonaden enthalten bis zu 250 mg Coffein je Liter. Zum Vergleich: ein Liter Kaffee hat über 500 mg Coffein. Aber: von Cola wird im Vergleich zu Kaffee schnell mehr getrunken. Außerdem enthält Cola etwas Phosphorsäure, die die Kalziumverwertung mindert.

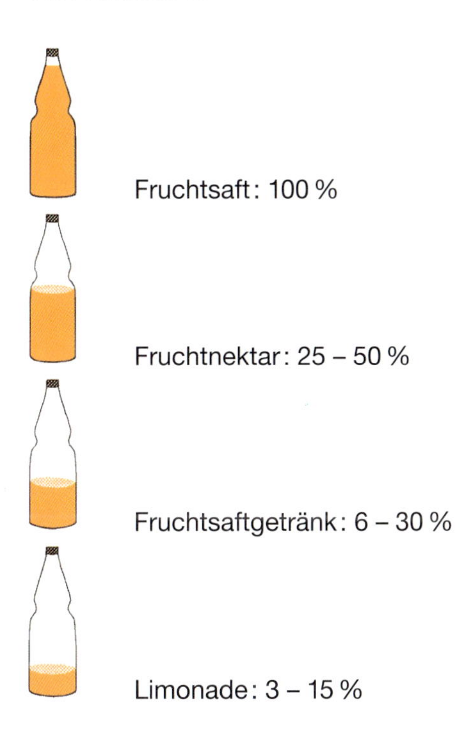


Ideal – neben „Hahnwasser“ oder Mineralwasser – ist auch für Kinder ein reiner Fruchtsaft, der je nach Geschmack mit Mineralwasser verdünnt wird. Diese

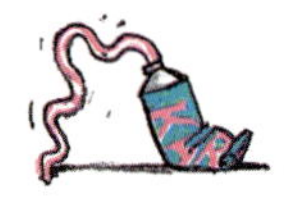



Fruchtsaftschorle ist auch ein toller Durstlöscher, wenn aktiv Sport betrieben wird.

Nektare oder Saftgetränke, die mit Vitaminen und Mineralstoffen zusätzlich angereichert sind, sind im Grunde ebenso überflüssig wie Multivitamintabletten, denn mit einer abwechslungsreichen Ernährung bekommen Kinder alle wichtigen Nährstoffe in ausreichender Menge. Solche Produkte dürfen vor allem kein Alibi für eine einseitige Ernährung sein, denn immer noch gilt, daß die Wirkstoffkombinationen im vollständigen Lebensmittel besser sind als der Konsum von isolierten Nährstoffen in Form von Tabletten oder Säften.

Leiden jedoch Kinder unter einer Milchzuckerunverträglichkeit oder mögen sie absolut keine Milch und verweigern alle Milchprodukte, dann ist es durchaus sinnvoll, den Kalziumbedarf über ein mit Kalzium angereichertes Fruchtsaftgetränk zu decken. In gleicher Weise können auch Multivitaminsäfte ihren Stellenwert haben, wenn sie gelegentlich eingekauft werden, um „schwierige Ernährungssituationen“ beim Kind vorübergehend auszugleichen. Als sprudelnde Dauerquelle sind sie jedoch nicht notwendig.

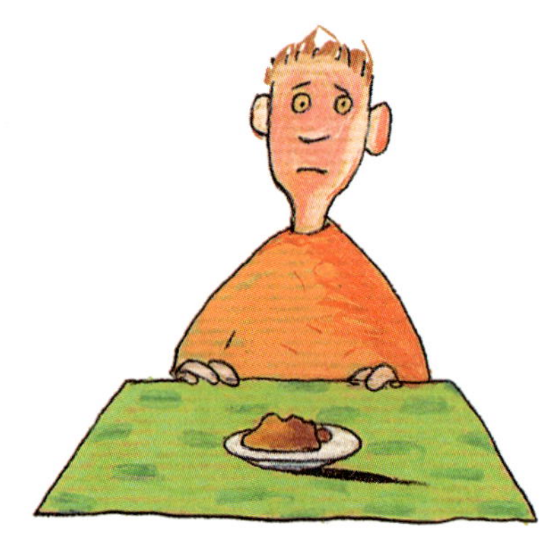

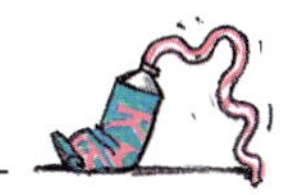

# V
# Ausblick

Man lernt deutsch zu essen wie deutsch zu sprechen. Die Umwelt prägt das Verhalten, setzt Normen und Geschmacksstandards, die durch Gewöhnung mehr und mehr akzeptiert werden. Kinder wachsen mit ihrer „Zunge" in die familiäre und gesellschaftliche Eßkultur hinein. Das Schlaraffenland hat die jahrhundertelange Notzeit mit knappen Nahrungsmitteln und eingeschränkter Auswahl abgelöst. Die Ernährungswissenschaft hat erkannt, welche und wieviel Nährstoffe durch Lebensmittel geliefert werden und wieviel davon Kinder, Jugendliche und Erwachsene für Gesundheit und Wohlbefinden benötigen.

Trotz überquellender Supermärkte ist das Thema Ernährung von zahlreichen Widersprüchen besetzt. Täglich gibt es Versuche, das Eßverhalten zu steuern, zu regeln, zu kontrollieren. Nicht selten streiten Kinder und Eltern bei Tisch und an den Kassen der Supermärkte. In einer Zeit, in der eine hohe Lebensmittelqualität und -sicherheit angeboten wird wie nie zuvor, macht sich Angst breit vor schädlichen Substanzen und Umweltrückständen in der Nahrung. Trotz des hohen Kenntnisstandes der Ernährungswissenschaft und der Ernährungsmedizin mißtrauen breite Bevölkerungskreise den Experten und wenden sich den Büchern selbsternannter Ernährungsapostel zu, die die Bestsellerlisten anführen und ihre Leser zu falscher Ernährung verführen. Noch nie war es so einfach, sich auf angenehme Weise vollwertig zu ernähren. Trotzdem werden

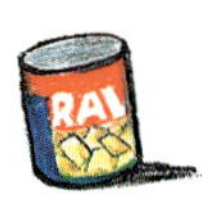




Schätzungen aufgemacht, die jährlich weit über 100 Milliarden Mark an Reparaturkosten für ernährungsabhängige Krankheiten veranschlagen. Es scheint ein deutsches Privileg zu sein, daß man für die Behandlung ernährungsabhängiger Krankheiten eine ärztliche Approbation haben muß, für die schriftliche Anleitung zur falschen Ernährung indes eine Schreibmaschine ausreicht.

Eltern tragen in dieser Zeit eine besonders schwere Verantwortung. Denn wie ihre Kinder essen lernen, so werden sie mit großer Wahrscheinlichkeit ihr ganzes Leben lang essen. Im Kindes- und Jugendalter verfestigen sich die Verhaltensmuster. Später wird bestenfalls eine neue Speise ausprobiert, doch die Einstellungen und Grundmuster werden in den ersten beiden Lebensjahrzehnten geprägt.

Die Segnungen des Schlaraffenlandes haben uns alle überrascht. Wie geübt war die Menschheit darin, den Mangel zu organisieren und zu überleben. Erprobte Verhaltensweisen gingen auf die Kinder über, die sie ihren Kindern weitergaben. Rezeptvielfalt, Vorratshaltung, Sorgfalt und Erfahrung im Umgang mit Nahrungsmitteln, kluge Erziehungsziele und fundierte Traditionen sicherten eine Ernährung, die – so gut es möglich war – die Gesundheit erhielt und vor allem gegen den Hunger kämpfte.

Heute ist alles anders. Die erprobten Verhaltensmuster greifen nicht mehr, im Gegenteil. In 16 % der deutschen Familien kommt es zu ernsten Konflikten zwischen Eltern und ihren Kindern wegen Süßigkeiten. So wird aus einem einfachen Ernährungsproblem zuweilen ein ernster Erziehungskonflikt. An „modernen“ Speisen wie

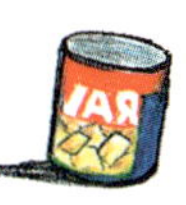

dem BigMac zerstreiten sich Generationen. Vom Verfall der Eßkultur ist die Rede, obgleich die altbekannte Thüringer Bratwurst mit Semmel den ernährungsphysiologischen Vergleich mit dem Hamburger nicht gewinnt. Nicht die Kultur ändert sich, wohl aber die Tradition. Die vertraute Speise mit ihrer emotionalen Verankerung wird abgelöst durch eine immense Vielfalt immer neuer, hochstandardisierter und normierter Industrieprodukte, die ihre eigene Identität – dafür aber ihre gefühlsmäßige „Persönlichkeit" eingebüßt haben.

Die gemeinsame Mahlzeit am gemeinsamen Tisch in der Familie wird mehr und mehr abgelöst durch das schnelle Essen unterwegs, in der Schule, im Beruf und in der Freizeit. Immer weniger Menschen wissen, wie sie sich ernähren mit dem, was sie essen. Kochkunst im Haushalt wird delegiert an gewerbliche Küchentechnologen in Lebensmittelindustrie, Gemeinschaftsverpflegung und Gastronomie. Halbfertig- und Fertiggerichte schonen den Herd in der Küche und verlangen nach Mikrowelle. Neue Reizworte verunsichern: Gentechnik, Novel Foods, Fettersatzstoffe, Bestrahlung.

Dieses Szenario ist dazu angetan, Unbehagen auszulösen. Fast möchte man angesichts dieser Zukunft aufs Essen verzichten oder wünscht sich Omas Küche herbei, in der Pellkartoffeln zu Hering gereicht wurden und zu Weihnachten die Plätzchen so herrlich dufteten.

Das ist unrealistisch, aber auch nicht nötig. Es ist paradox, am Überfluß und dem zusätzlichen Lebensmittelsortiment zu verzweifeln, das zu nutzen niemand gezwungen wird. Es ist eben einfacher, mit schnellen

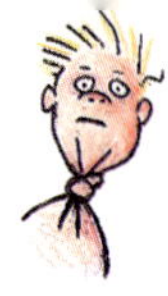



Begriffen die Katastrophe der Ernährung in die Schlagzeile zu heben, als seriös die Chancen aufzuzeigen, die das Schlaraffenland uns und unseren Kindern bietet.

Pieter Brueghel, der Maler dieses Traumes vom Schlaraffenland in der sehnsuchtsvollen, mittelalterlichen Perspektive von 1538, würde uns heute gehörig die Leviten lesen, wenn er erleben könnte, wie unzufrieden, ängstlich und orientierungslos wir die Realität kommentieren, von der der Maler nur träumen konnte. Auch heute sind wir eine Insel, umgeben von Hungersnöten.

Unser Problem ist nicht mehr, ob es genug zu essen gibt. Unser Problem ist allein: Was will und was muß ich essen. Zur richtigen Beantwortung dieser Frage sind unsere Chancen heute ungleich größer als je zuvor. Jeder Supermarkt bietet ausreichend Lebensmittel, um eine vollwertige Ernährung zu wählen. Das Handicap des Überflusses: jeder Markt bietet auch die Möglichkeit, sich eine komplett unausgewogene Speisekarte in den Einkaufswagen zu legen. Wir haben besprochen, daß es allein die Kombination der Lebensmittel und ihre Mengen sind, die über die Güte unseres Essens entscheiden. Die beeindruckend hohen Reparaturkosten von über 100 Milliarden Mark, die jährlich durch ernährungsabhängige Erkrankungen verursacht werden, können wir nicht der Qualität der Lebensmittel zuschreiben, sondern einzig und allein der unausgewogenen Lebensmittelkombination, die wir selbst zusammenstellen. Das Fett hat hier nach wie vor die Schlüsselrolle. Dennoch ist Fett nicht ungesund, denn in der richtigen Menge sind bestimmte Fettsäuren sogar lebensnotwendig. Dreh- und Angelpunkt also ist und bleibt der Mensch. Früher mußten Menschen suchen, um satt zu werden. Heute

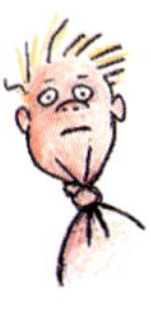

müssen Menschen entscheiden, um gesund zu bleiben. Satt werden sie allemal.

In unserer Entwicklungspsychologie der Ernährung haben wir erkennen können, wie unterschiedlichste Einflüsse das Eßverhalten der Kinder mitbestimmen, prägen und stabilisieren. Eine vereinfachte Sichtweise, die in der Werbung den Grund aller Probleme sieht, wird unseren Kindern nicht gerecht. Daß die Kids nur gerne mögen, was der Gesundheit nicht zuträglich ist, stellt sich bei schärferem Hinsehen als mögliche Folge heraus, wenn wir ihnen solche Lebensmittel vorenthalten oder gar verbieten. Es muß einfach nachdenklich stimmen, daß gerade die Lebensmittel von Kindern gefordert werden, die ihnen nicht zugestanden werden. Dabei kommt jedes Menschenkind ohne festgelegtes Geschmacksprofil auf die Welt. Erst im Training mit der Umwelt bilden sich die Vorlieben heraus. Wenn dann plötzlich das Toastbrot gemocht und das Vollkornbrot abgelehnt wird, muß überlegt werden, welche Ursache diese Entwicklung hat. Auch der BigMac fußt bei seiner Beliebtheit nicht auf einem „Naturgeschmack", der angeboren ist. Die Liebe zu den Hamburgern ist „hausgemacht". Beeindruckend ist und bleibt in dieser Hinsicht die Wirkung von Vorbildern, denn schließlich muß essen gelernt werden.

Lernen basiert auf Erfahrung. Positive Erfahrungen möchten wiederholt werden. Gerne übernimmt das Kind auch die positive Erfahrung – sozusagen stellvertretend – eines Modells, das ihm etwas bedeutet. Dieser Lernprozeß darf aber nicht durch rigide Verhaltensvorschriften forciert werden, die nur zu Mißerfolg führen können. Gemeinsame Erfahrungen, Vorbildfunktion, Anreize, Ermunterung, Mitbestimmung, flexible Vorgaben und ein mitunter auch wohlwollendes Nachgeben konturieren einen Rahmen für die Ernährungserziehung in einer Umwelt, in der es genug zu essen gibt. Sie konturieren einen Rahmen, der auch gelegentlich gesprengt werden darf, um eigene Erfahrungen zu überdenken. Kinder sollten die Chance haben, weitgehend unbeeinflußt das Essen zu finden, das sie zu mögen. So wie die drei Säuglinge bei Clara Davis 1928 ihre Chance hatten. Jede zusätzliche Einmischung von außen kann mehr stören als nutzen.

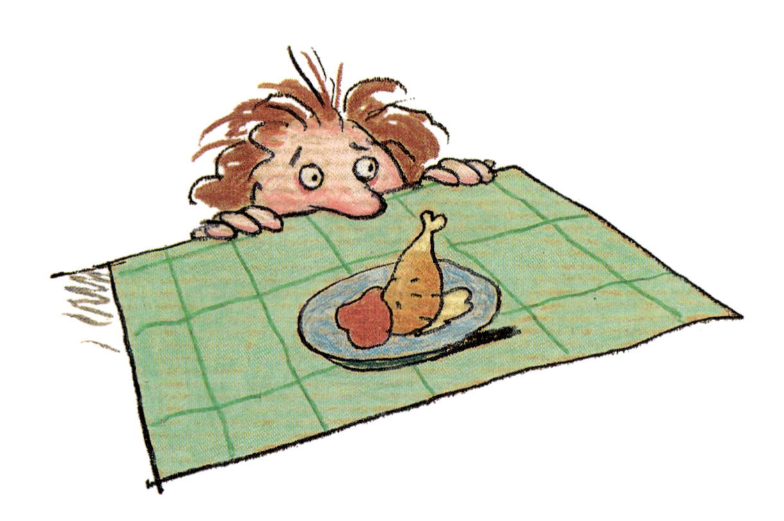

# Anhang: Die Nährstoffschlüssel

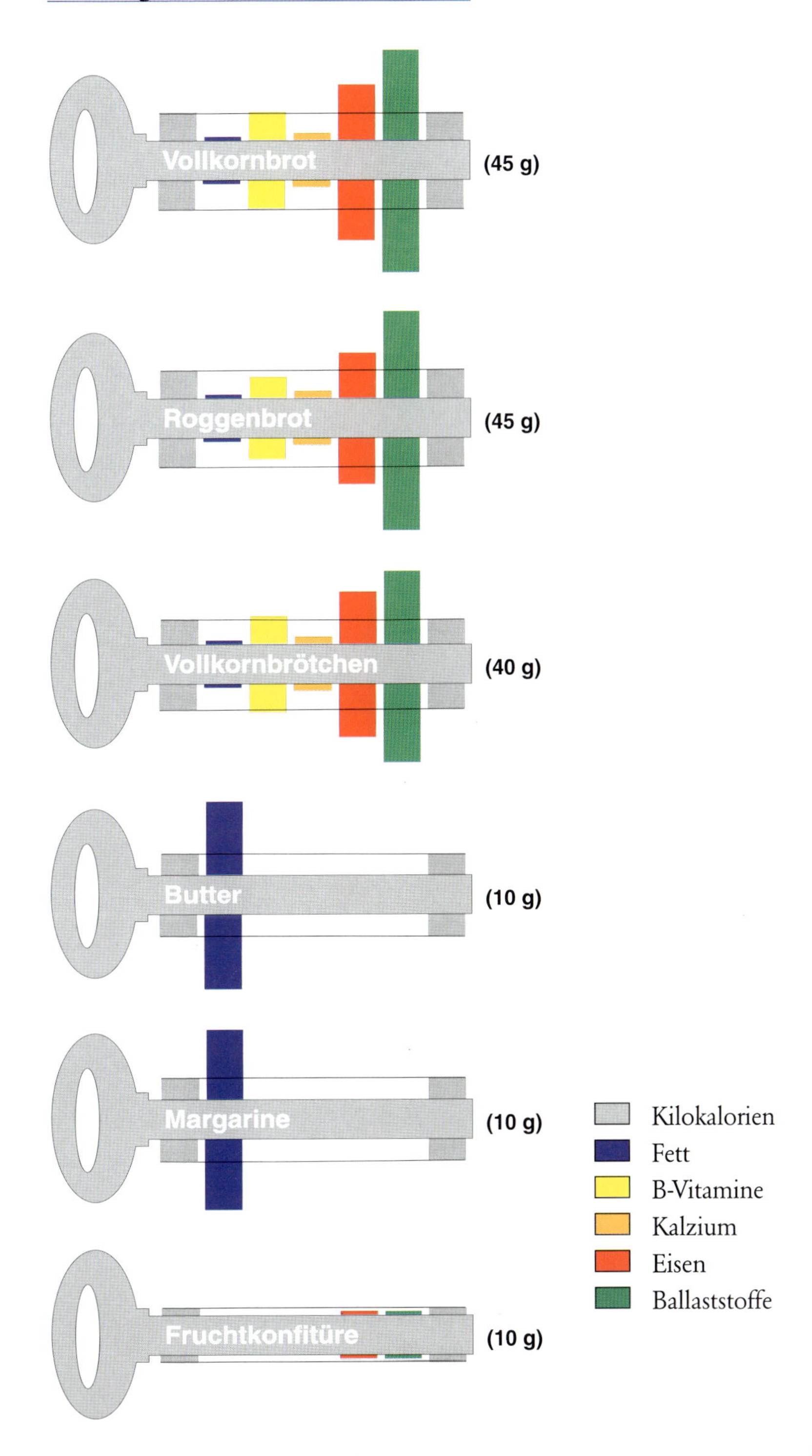

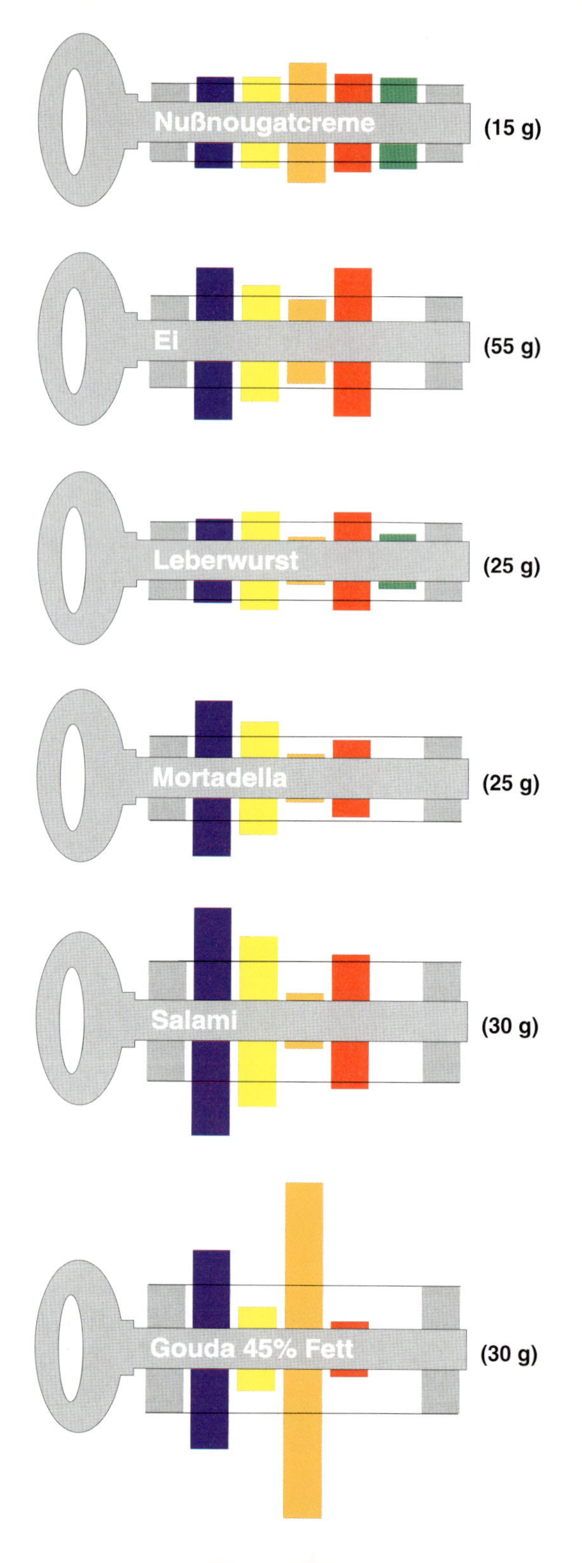
Nußnougatcreme
(15 g)
Ei
(55 g)
Leberwurst
(25 g)
Mortadella
(25 g)
Salami
(30 g)
Gouda 45% Fett
(30 g)

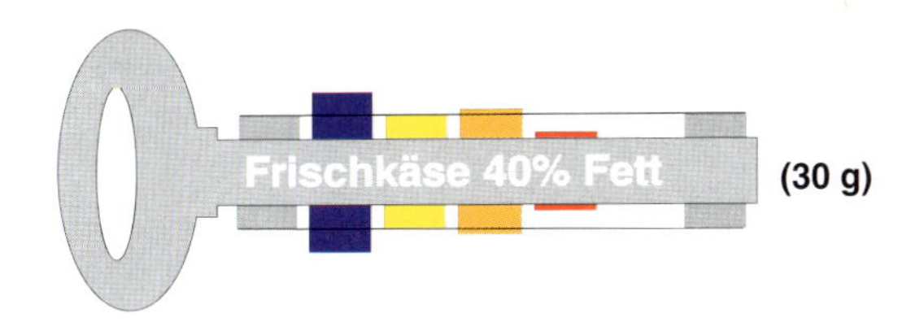
Frischkäse 40% Fett
(30 g)

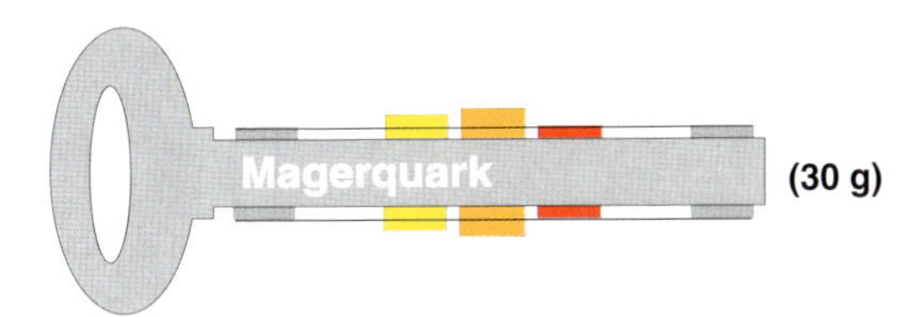
Magerquark
(30 g)

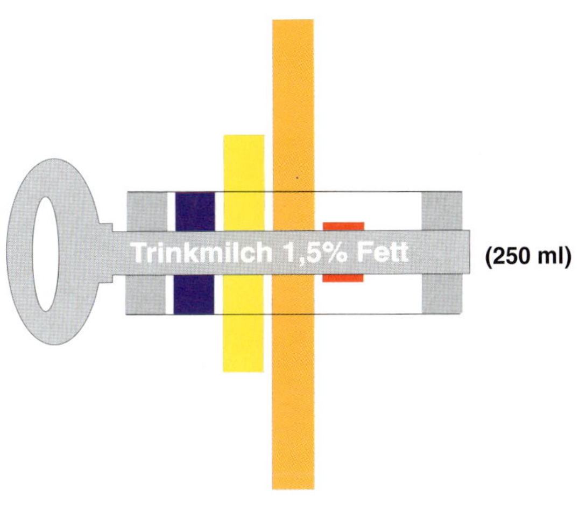
Trinkmilch 1,5% Fett
(250 ml)

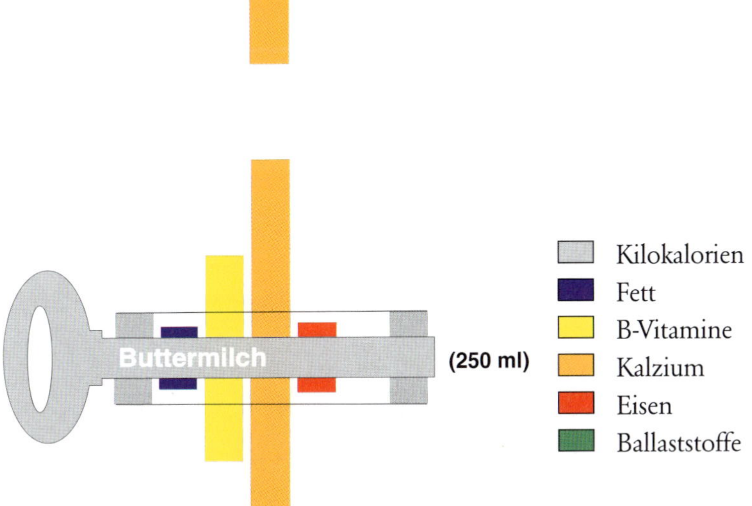
Buttermilch
(250 ml)
Kilokalorien
Fett
B-Vitamine
Kalzium
Eisen
Ballaststoffe

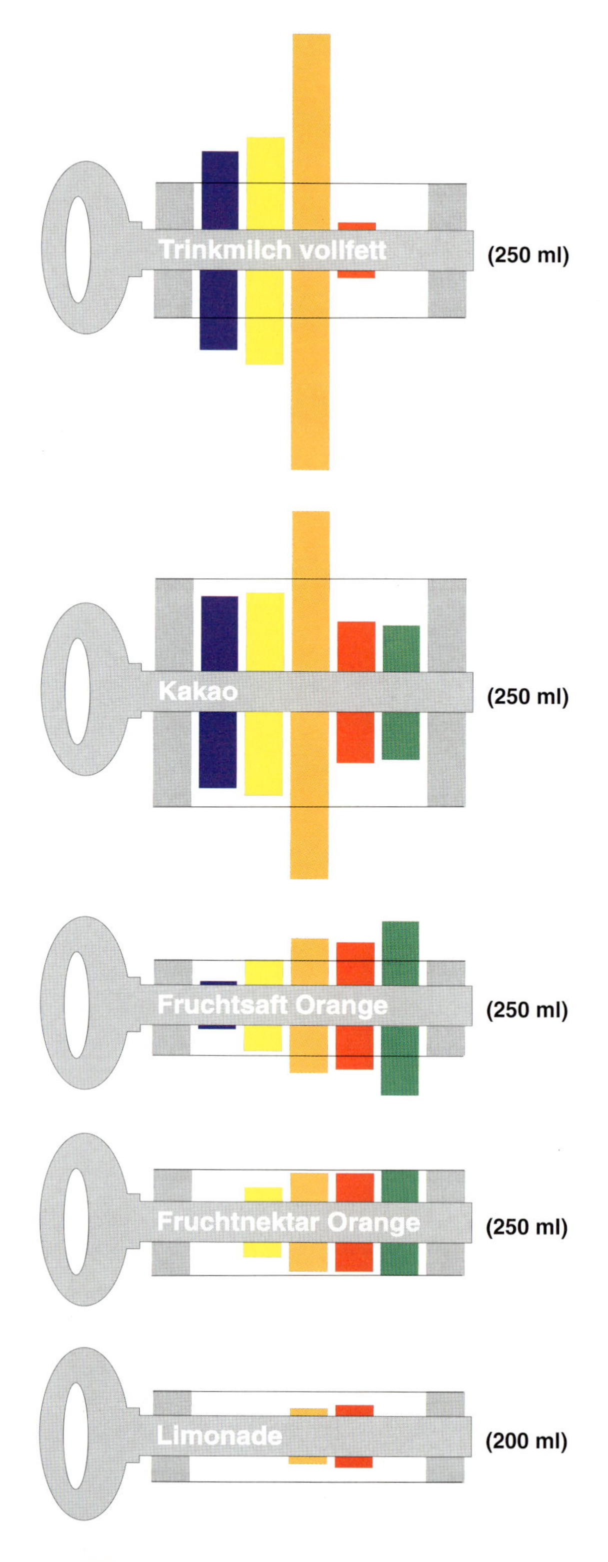
Trinkmilch vollfett
(250 ml)
Kakao
(250 ml)
Fruchtsaft Orange
(250 ml)
Fruchtnektar Orange
(250 ml)
Limonade
(200 ml)

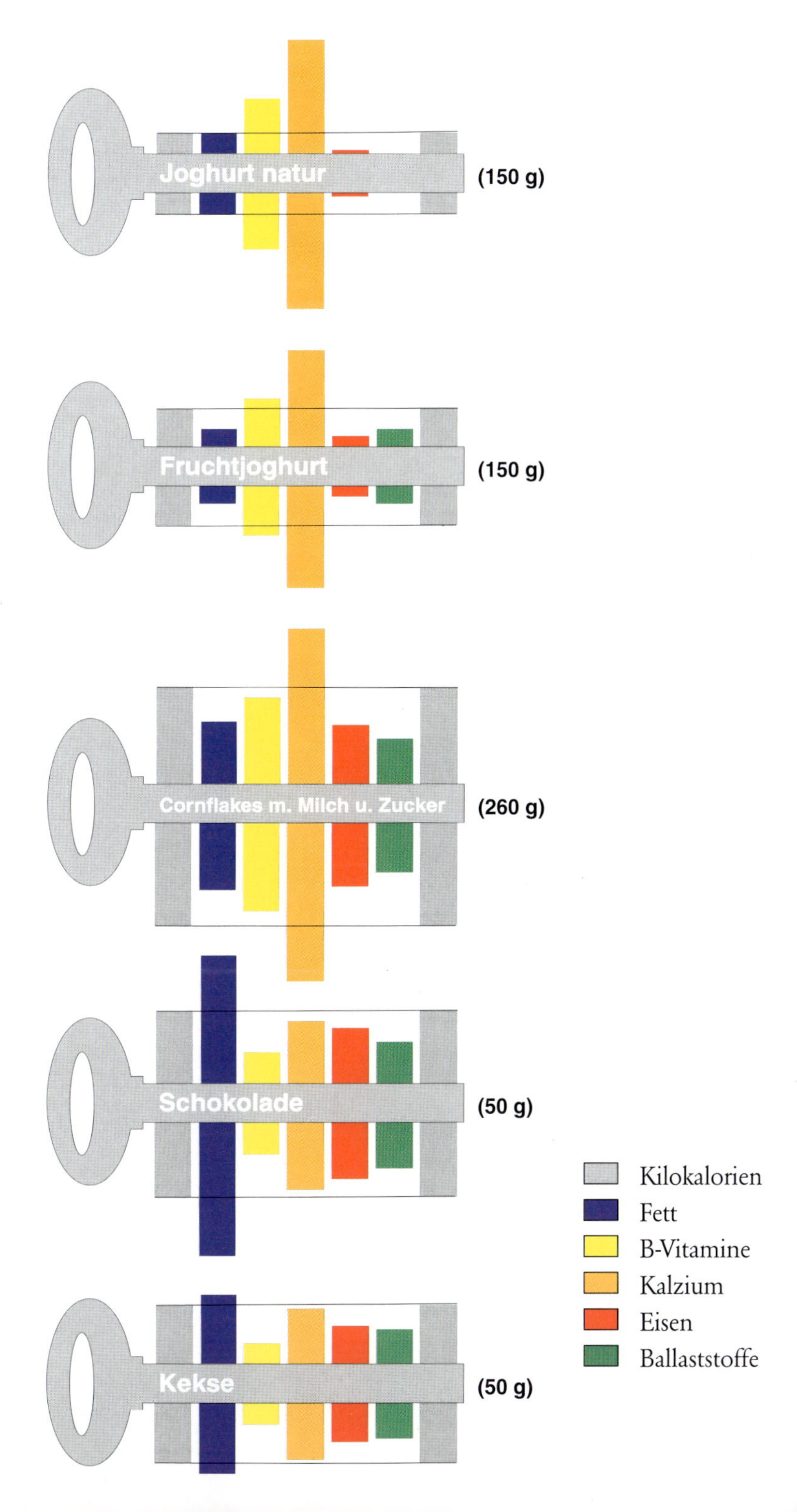

Joghurt natur
(150 g)
Fruchtjoghurt
(150 g)
Cornflakes m. Milch u. Zucker
(260 g)
Schokolade
(50 g)
Kekse
(50 g)
Kilokalorien
Fett
B-Vitamine
Kalzium
Eisen
Ballaststoffe

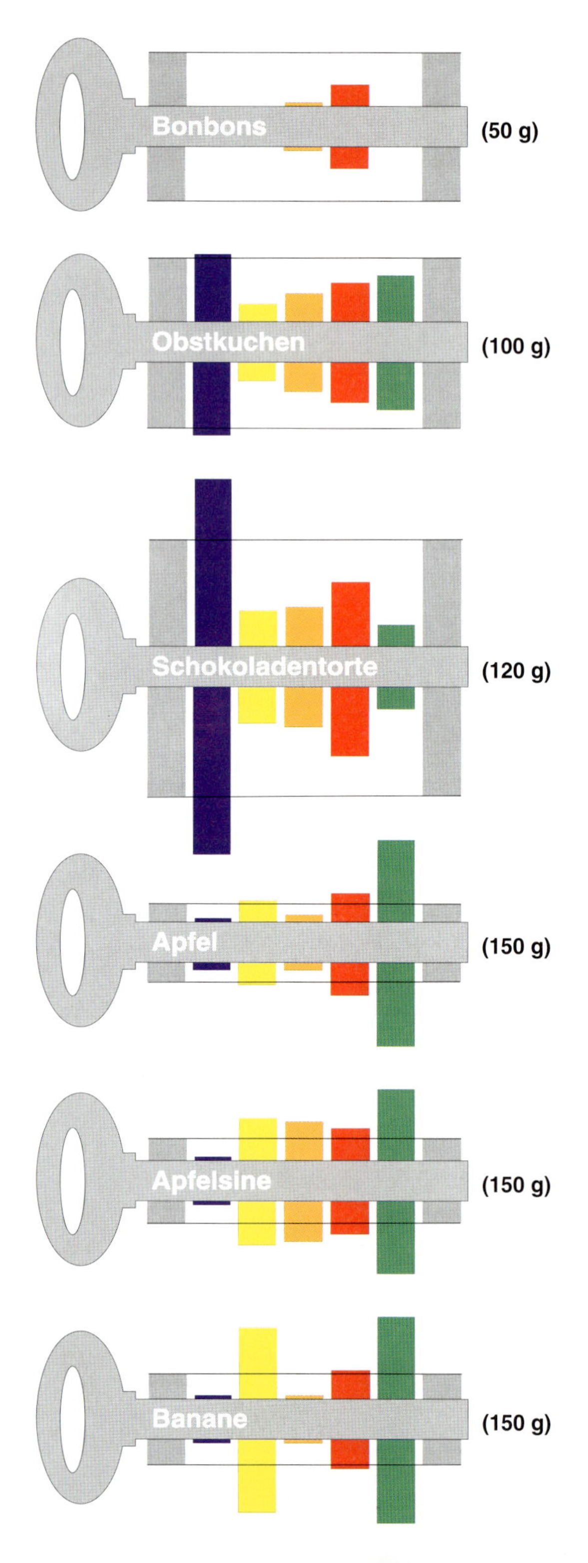
Bonbons
(50 g)
Obstkuchen
(100 g)
Schokoladentorte
(120 g)
Apfel
(150 g)
Apfelsine
(150 g)
Banane
(150 g)

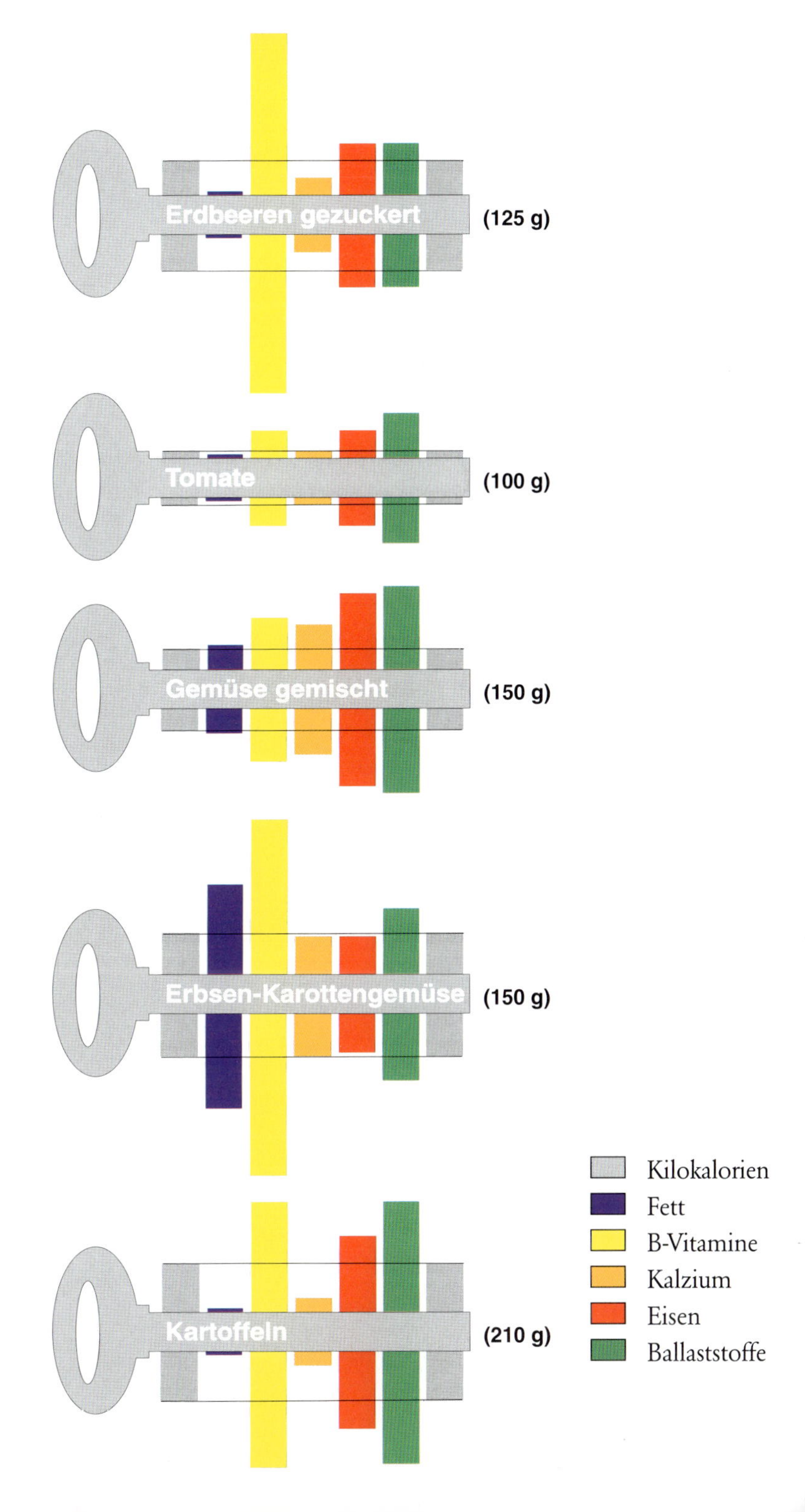
Erdbeeren gezuckert
(125 g)
Tomate
(100 g)
Gemüse gemischt
(150 g)
Erbsen-Karottengemüse
(150 g)
Kartoffeln
(210 g)
Kilokalorien
Fett
B-Vitamine
Kalzium
Eisen
Ballaststoffe

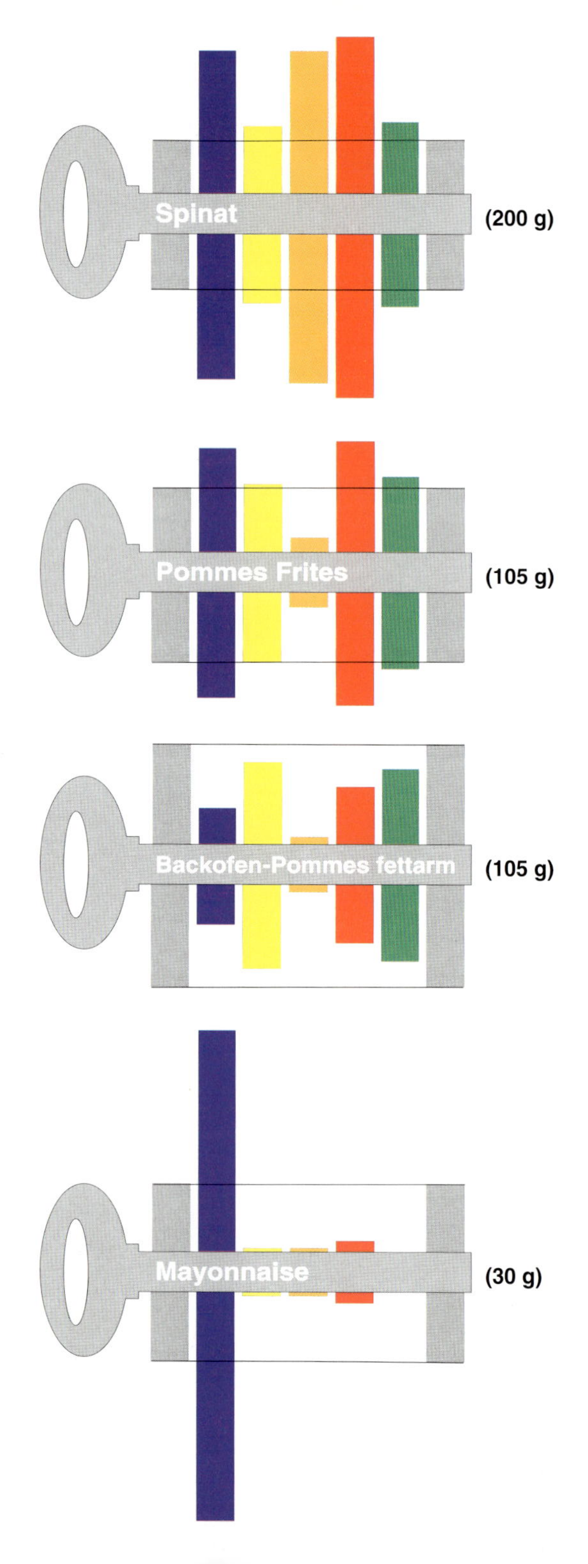

Spinat
(200 g)
Pommes Frites
(105 g)
Backofen-Pommes fettarm
(105 g)
Mayonnaise
(30 g)

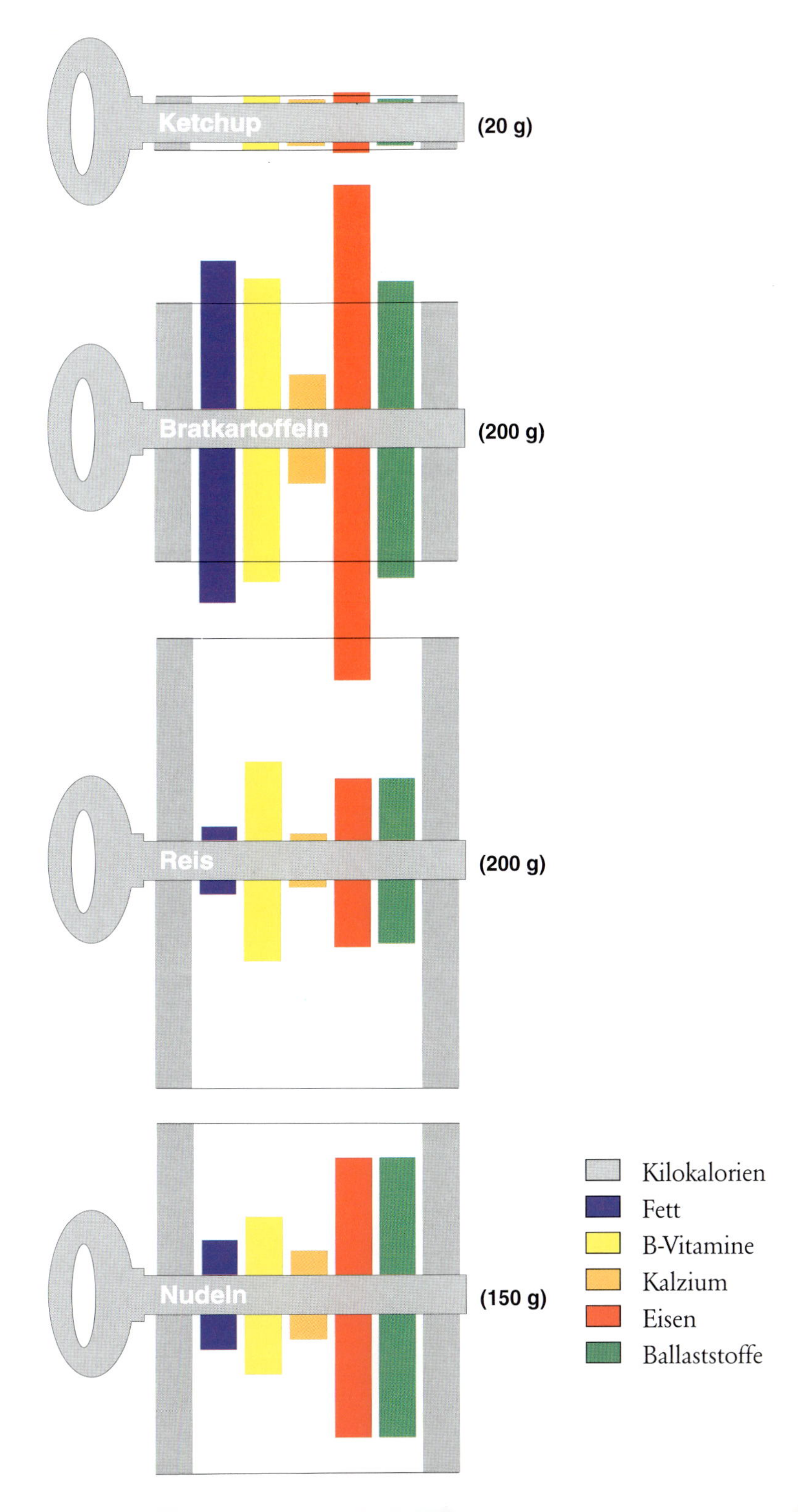
Ketchup
(20 g)
Bratkartoffeln
(200 g)
Reis
(200 g)
Nudeln
(150 g)
Kilokalorien
Fett
B-Vitamine
Kalzium
Eisen
Ballaststoffe

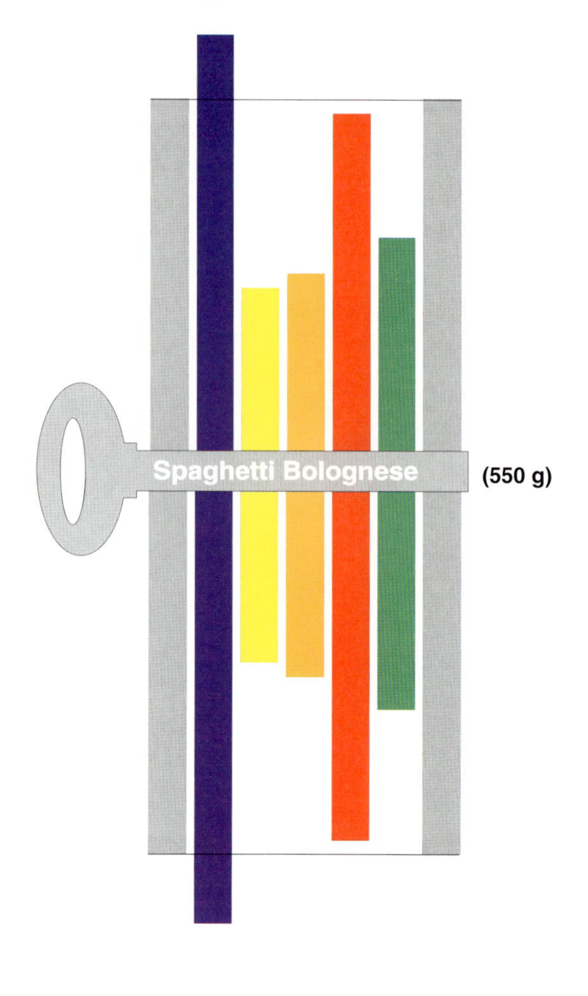
Spaghetti Bolognese
(550 g)

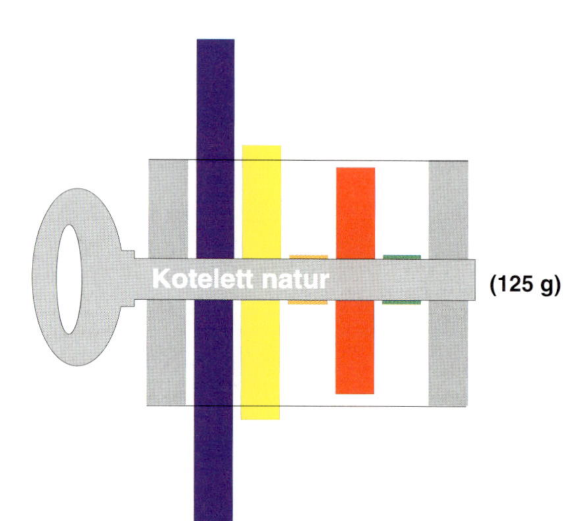
Kotelett natur
(125 g)

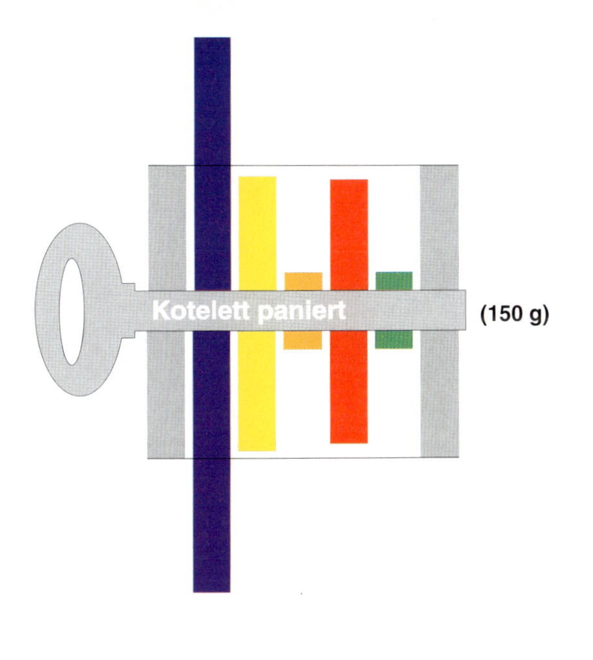
Kotelett paniert
(150 g)

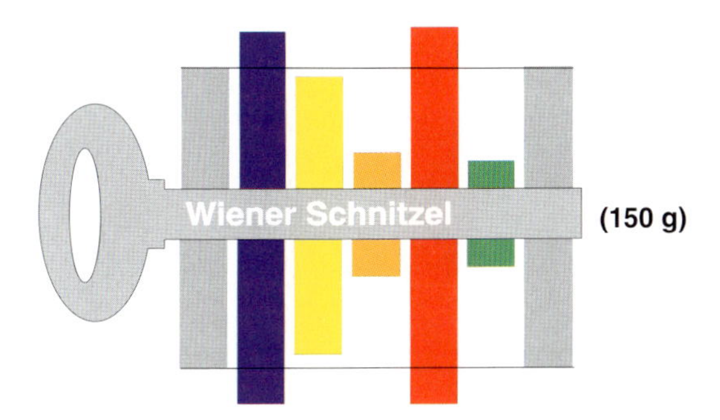
Wiener Schnitzel
(150 g)

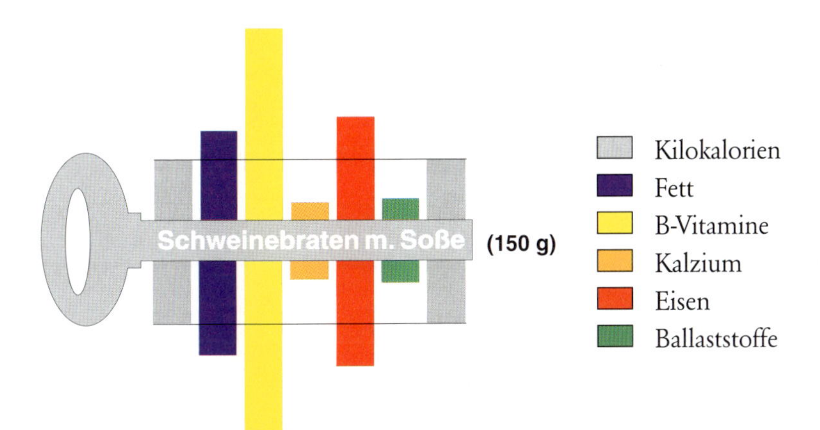
Schweinebraten m. Soße
(150 g)
Kilokalorien
Fett
B-Vitamine
Kalzium
Eisen
Ballaststoffe

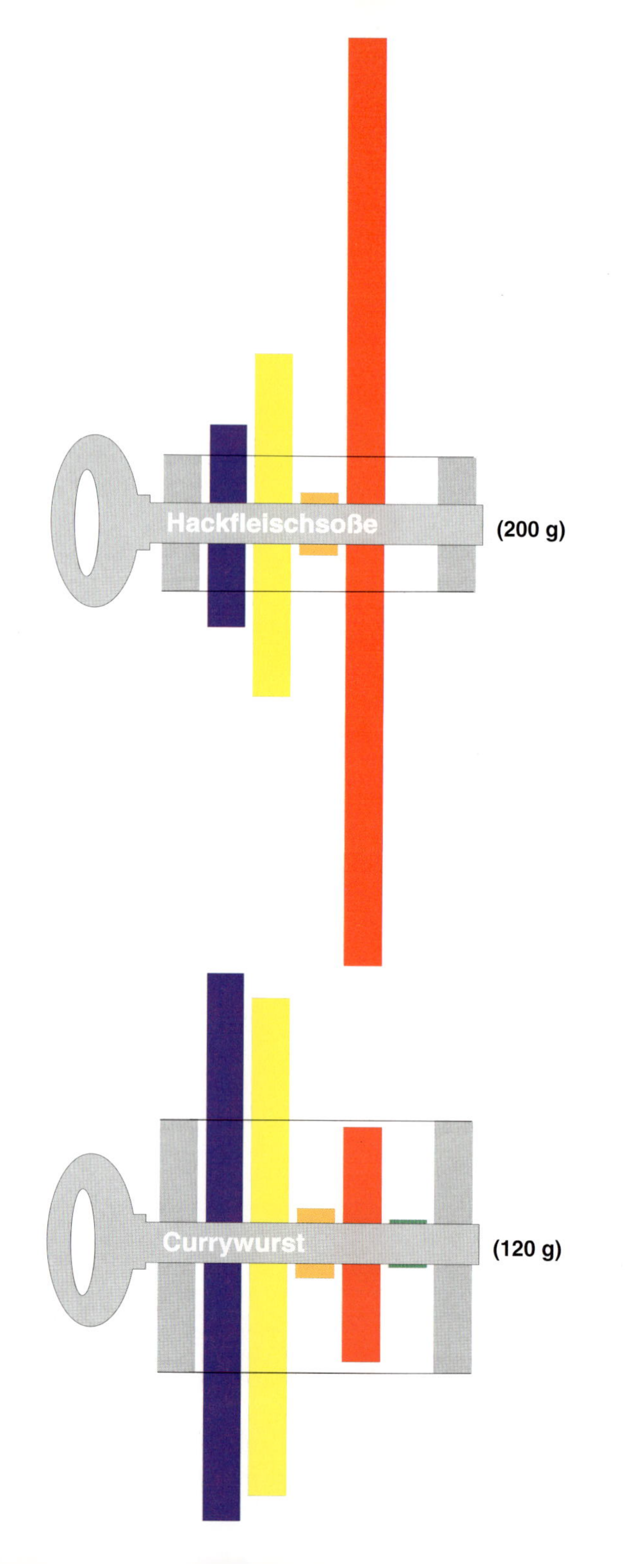
Hackfleischsoße
(200 g)
Currywurst
(120 g)

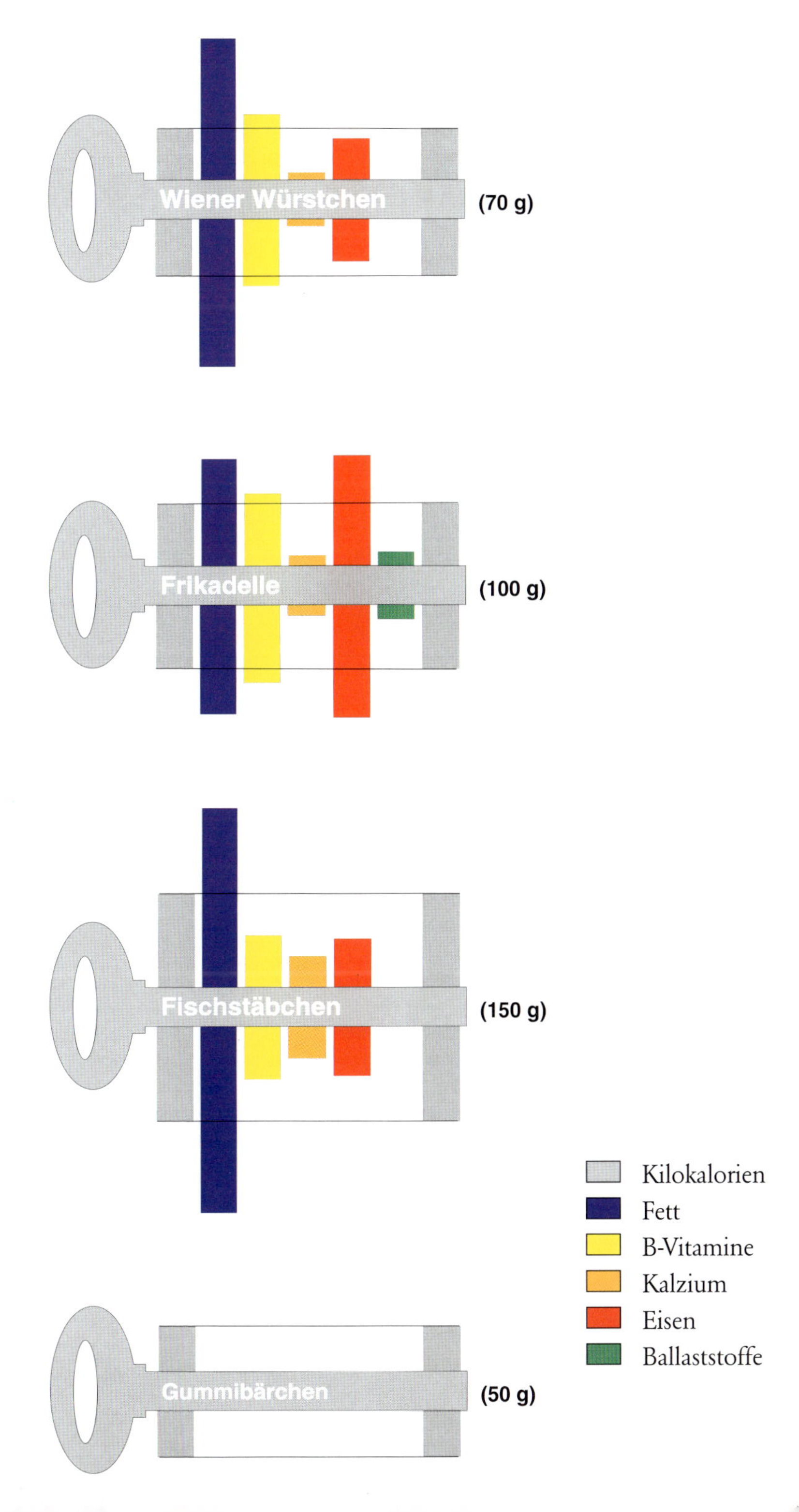

Wiener Würstchen
(70 g)
Frikadelle
(100 g)
Fischstäbchen
(150 g)
Gummibärchen
(50 g)
Kilokalorien
Fett
B-Vitamine
Kalzium
Eisen
Ballaststoffe

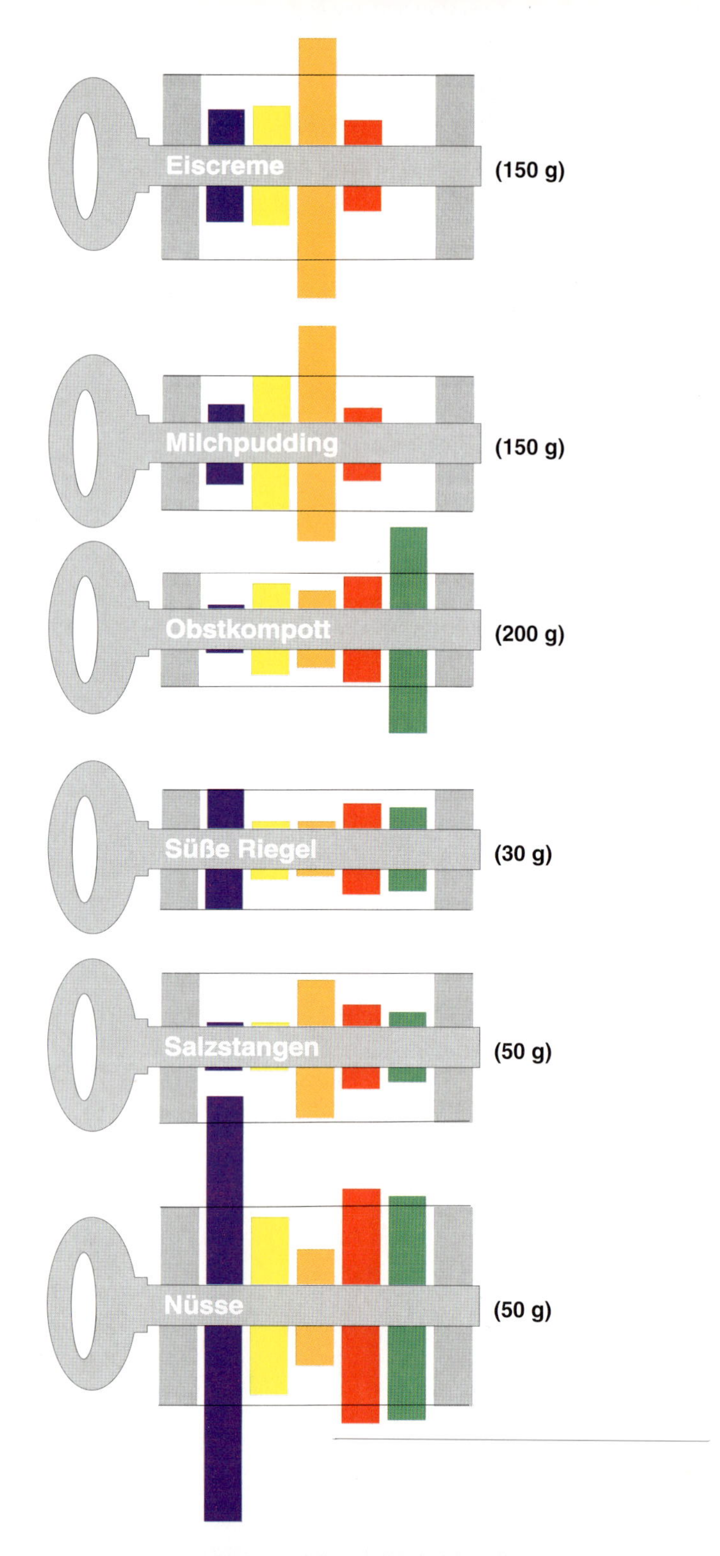
Eiscreme
(150 g)
Milchpudding
(150 g)
Obstkompott
(200 g)
Süße Riegel
(30 g)
Salzstangen
(50 g)
Nüsse
(50 g)

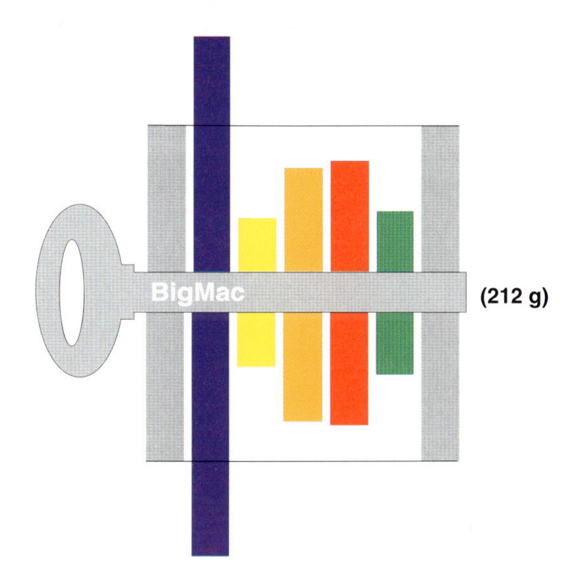
BigMac
(212 g)

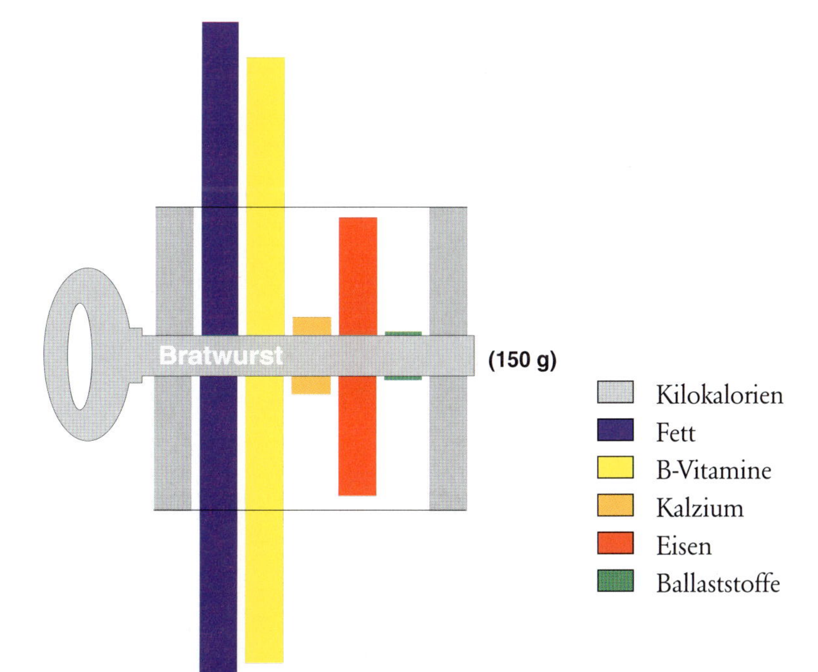
Bratwurst
(150 g)
Kilokalorien
Fett
B-Vitamine
Kalzium
Eisen
Ballaststoffe

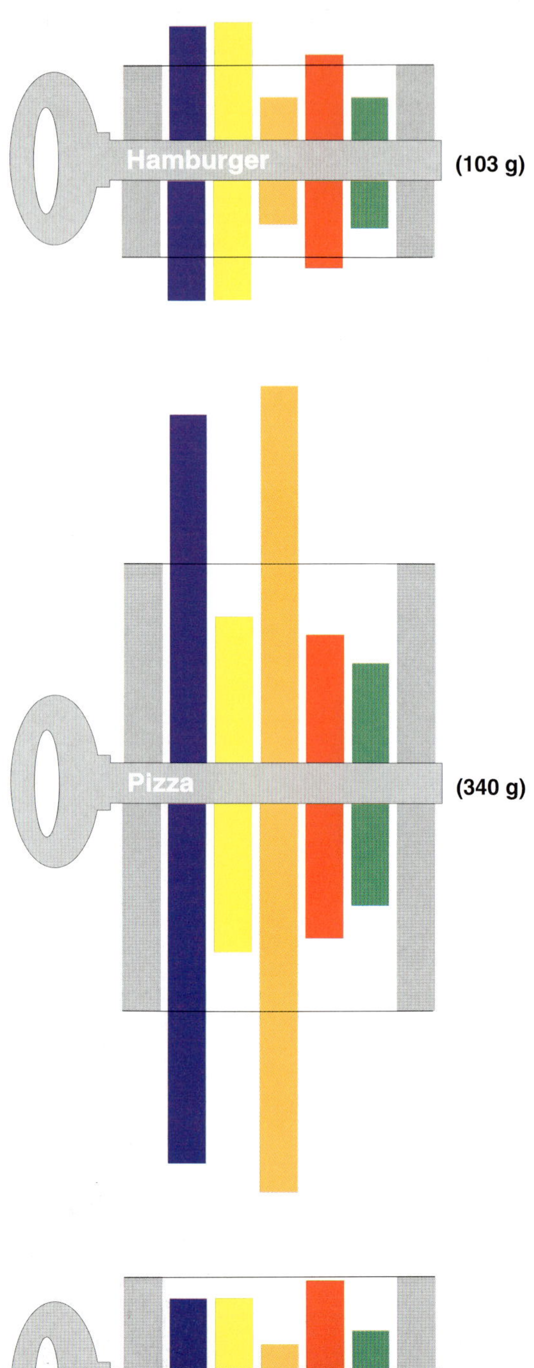
Hamburger
(103 g)
Pizza
(340 g)

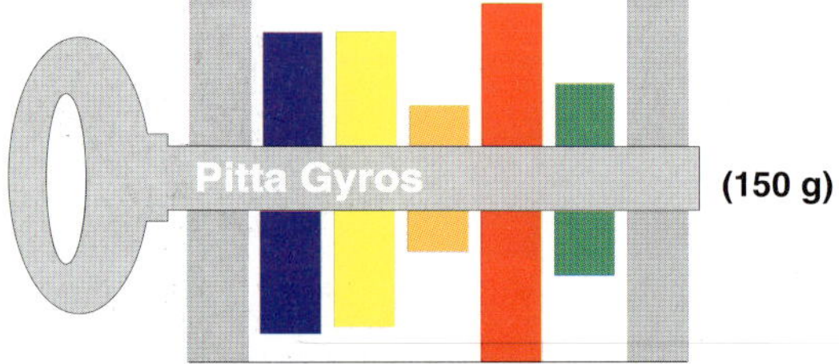
Pitta Gyros
(150 g)